全国中医药高等教育中医骨伤科学专业院校规划教材

全国中医药高等教育中医骨伤科学专业院校规划教材

中医骨伤学发展史

（供中医骨伤科学等专业用）

主　编

姚啸生（辽宁中医药大学）

柏立群（北京中医药大学）

全国百佳图书出版单位

中国中医药出版社

·北　京·

图书在版编目（CIP）数据

中医骨伤学发展史 / 姚啸生，柏立群主编 . —北京：
中国中医药出版社，2022.7（2025.1 重印）
全国中医药高等教育中医骨伤科学专业院校规划教材

ISBN 978-7-5132-7644-3

Ⅰ.①中…　Ⅱ.①姚…②柏…　Ⅲ.①中医伤科学—

医学史—中医学院—教材　Ⅳ.① R274-09

中国版本图书馆 CIP 数据核字（2022）第 093919 号

中国中医药出版社出版

北京经济技术开发区科创十三街 31 号院二区 8 号楼
邮政编码　100176
传真　010 – 64405721
北京盛通印刷股份有限公司印刷
各地新华书店经销

开本 889×1194　1/16　印张 6.75　字数 162 千字
2022 年 7 月第 1 版　2025 年 1 月第 2 次印刷
书号　ISBN 978 – 7 – 5132 – 7644 – 3

定价　35.00 元
网址　www.cptcm.com

服 务 热 线　010-64405510
购 书 热 线　010-89535836
维 权 打 假　010-64405753

微信服务号　zgzyycbs
微商城网址　https://kdt.im/LIdUGr
官 方 微 博　http://e.weibo.com/cptcm
天猫旗舰店网址　https://zgzyycbs.tmall.com

如有印装质量问题请与本社出版部联系（010-64405510）

全国中医药高等教育中医骨伤科学专业院校规划教材

《中医骨伤学发展史》编委会

主 编

姚啸生（辽宁中医药大学） 柏立群（北京中医药大学）

副 主 编（以姓氏笔画为序）

李 磊（长春中医药大学）

何升华（广州中医药大学）

林 勋（上海中医药大学）

谢心军（湖南中医药大学）

编 委（以姓氏笔画为序）

王勤俭（河南中医药大学）

任树军（黑龙江中医药大学）

刘 渊（广西中医药大学）

刘金山（内蒙古民族大学）

杜红根（浙江中医药大学）

阿拜都拉·艾克拜尔（新疆医科大学）

陈日高（成都中医药大学）

戚晓楠（辽宁中医药大学）

董万涛（甘肃中医药大学）

温鑫柱（北京中医药大学）

学术秘书（兼）

戚晓楠（辽宁中医药大学）

前　言

中医骨伤科学系列教材由中国中医药出版社组织全国中医药院校医疗、教学、科研各领域的专家、教授集体编写，供全国高等中医药院校中医骨伤科学专业本科生（包括"5+3"或"5+4"长学制或硕士研究生）使用。

中医骨伤科学是在中医理论指导下，研究人体运动系统损伤和疾病的预防、诊断、治疗及康复的一门学科，具有悠久历史和丰富的临床经验，对保障人民健康发挥着重要作用，在国内外产生了巨大影响。随着中医药教育事业的发展，中医骨伤科学逐渐发展壮大，建立了自己的专业，1958年河南省平乐正骨学院成立，开创"中医骨伤科学"专业高等教育先河。1981年福建中医学院（现福建中医药大学）创办中医骨伤科学专业，列入教育部新增本科专业目录，之后全国10余所中医药院校相继成立骨伤系或开办骨伤专业。1989年国家中医药管理局组织全国17所高等中医药院校专家、教授编写了14门中医骨伤科学本科专业系列教材，1990年由人民卫生出版社陆续出版发行。该教材受到各高等中医药院校骨伤专业师生及广大骨伤科医务人员的欢迎，第1版教材印刷多达9次；1998年修订第2版，又多次印刷，共发行数十万册。20世纪末，中医骨伤本科专业一度停办。根据中共中央、国务院《关于促进中医药传承创新发展的意见》精神，加强中医优势专科建设，做优做强骨伤等专科专病，2019年教育部恢复中医骨伤科学本科专业。

2018年6月召开的新时代全国高等学校本科教育工作会议提出"以本为本，四个回归"，要求以人才培养为本、以本科教育为根、以教材建设为粮，由此可见教材编写的重要性。根据教育部颁发的中医骨伤科学专业目录、培养目标与要求，中国中医药出版社组织全国中医骨伤界专家组成教材编审委员会及各门教材编委会，按照教学大纲要求，出版社与编审委员会要求各位编委必须具备责任意识、质量意识及精品意识，认真进行教材编写，力求使这套教材保持中医特色和中医理论的科学性、系统性、完整性；继续坚持"三基、五性、三特定"的教材编写原则，注重理论联系实际、保证点面结合、实现整体优化，以确保教材质量；正确处理继承、发展的关系，在教材内容的深广度方面注意教学的实际需要和本学科发展的新进展；同时尽量减少各学科内容的不必要重复和脱节，以保证中医骨伤科学专业教学计划顺利实施。

本系列教材供五年制本科生使用的有《中医骨伤科学基础》《骨伤解剖学》《骨伤影像学》《中医正骨学》《中医筋伤学》《中医骨病学》《创伤急救学》《骨伤手术学》8门；供"5+3"或"5+4"长学制或硕士研究生使用的有《中医骨伤学发展史》《骨伤科古医籍选》《骨伤方药学》《骨伤科生物力学》《实验骨伤科学》《骨伤运动医学》《中医骨伤康复学》7门，共15门。由于现代科学技术发展迅速，中医骨伤科学新理论、新技术、新疗法不断产生，为了适应形势发展的需要，新教材既要传承中医骨伤精粹，又要充分吸收西医学新成果，以期培养出高层次中医骨伤专业人才。

　　在新的历史时期，各位编委遵循中医药发展规律，守正创新，充分发挥中医骨伤科学防病治病的独特技术优势，不负众望，精益求精，认真编写好各门教材。由于本系列教材建设工程浩大，同时时间紧迫，编写过程中难免有疏漏之处，希望各院校中医骨伤科学专业师生在使用过程中及时提出宝贵意见，以便今后进一步修订提高。

《全国中医药高等教育中医骨伤科学专业院校规划教材》编审委员会

2020 年 9 月

编写说明

本教材由中国中医药出版社组织全国中医药院校医疗、教学等领域的专家、教授集体编写，供全国高等中医药院校中医骨伤科学专业本科生（包括"5+3"或"5+4"长学制或硕士研究生）使用。

本教材力求史料翔实，忠实地再现中医骨伤科学的发展全貌，使学生不仅能了解中医骨伤科学的历史发展脉络，认知其发展的必然性，同时受到马克思主义历史唯物主义观点和方法的教育。本教材在编写过程中参考了《中医骨伤科发展史》《中国骨科技术史》等教材和著作，同时简要介绍了当代中医骨伤科学的发展成就、当代中医骨伤学术流派和民族骨伤科的发展史。

当代中医骨伤科学的发展成就体现了我国坚持的具有中国特色社会主义道路的正确性。中医骨伤科学在不同发展时期，形成了有清晰学术传承脉络和一定历史影响与公认度的学术派别。众多学术流派的传承与发展，造就了中医骨伤科学"一源多流"的学术及文化特色。对不同流派学术思想的学习和研究，可以开阔学生的诊疗思路。在历史发展过程中，我国很多民族的骨伤科知识体系与中医骨伤科始终保持着深入的交流和融合，但由于地域和民族等特点，大都保留着鲜明的民族特色。介绍各民族的骨伤科知识与经验，不仅有利于拓宽学生的学术视野，而且有利于强化中华民族的概念，增强学生的爱国情怀。

本教材编写分工如下：第一章和第二章由陈日高编写，第三章由任树军编写，第四章由李磊编写，第五章由刘渊编写，第六章由董万涛编写，第七章由何升华和姚啸生编写，第八章由柏立群、温鑫柱、刘金山、王勤俭、谢心军、阿拜都拉·艾克拜尔、戚晓楠编写，由林勋和杜红根统稿。

在本教材的编写过程中，胡兴山、刘元禄和秦克枫等《中医骨伤科发展史》的编著者依据原教材使用过程中的反馈意见，提出了非常宝贵的建议。感谢全国中医药高等教育中医骨伤科学专业院校规划教材编审委员会的专家及全国多位中医骨伤科专家和前辈对本教材编写提出的诸多宝贵意见和建议，感谢辽宁中医药大学崔海舰医师和研究生们在本教材编写过程中所付出的辛勤劳动。

限于编者水平，不足之处敬请各位专家、教师和学生提出宝贵意见，以便再版时修订完善。

《中医骨伤学发展史》编委会
2022 年 4 月

目 录

第六章　骨伤科学的兴盛　　53
明清时期（1368—1911）

第七章　近、现代中医骨伤科学的发展与成就　　68
民国时期至中华人民共和国成立后（1912—至今）

第八章　当代中医骨伤科学术流派及民族骨伤科简介　　80

附　录　　90

主要参考文献　　95

第一章　中医骨伤科学的起源

远古至战国时期（远古至前221）

中华民族是人类文明诞生最早的民族之一，有着悠久的历史和灿烂的文化。早在远古时代，我们的祖先就在这块伟大的土地上生活和劳动，并不断进化。在进化过程中，人类从被动地适应自然，逐渐发展到使用和制造工具，有目的地改造自然。据考古发现，170万年前已有"元谋人"。"元谋人"的文化遗物就有刮削器、尖状器和砍砸器；60万年前，"北京猿人"已经能够制造粗糙的石器工具和原始骨器（图1-1），且已学会用火；20万年前的"河套人"使用石器有了很大进步；2万年前的"山顶洞人"已进入原始氏族社会，以渔猎为主，能制作十分精致的带孔骨针（图1-2）。在距今7000~8000年至前21世纪，人类进入了新石器时代，制作的石器已较精致，并且发明了陶器。

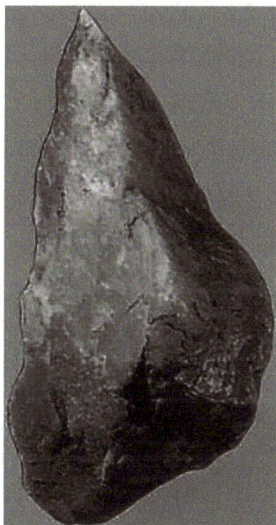

图1-1　"北京猿人"使用的石器工具　　　　图1-2　"山顶洞人"使用的带孔骨针

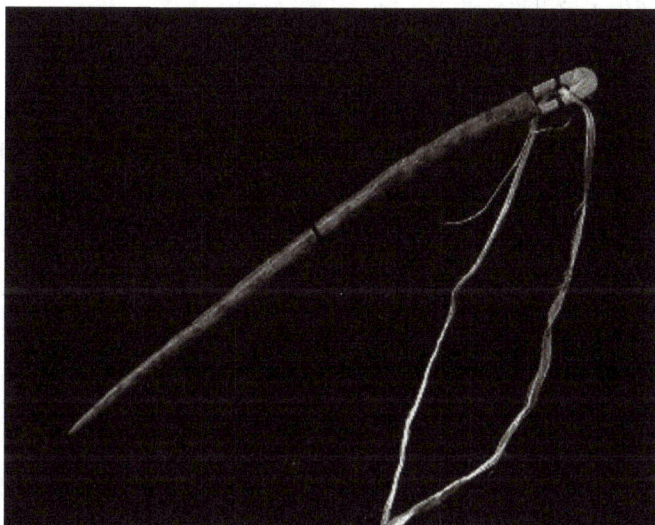

奴隶制社会，历经夏（约前2070—前1600）、商（约前1600—前1046）、周（约前1046—前256）三代，到春秋时期奴隶社会逐渐崩溃，新的封建生产方式日益发展，社会开始向封建制转变。至秦始皇统一六国，中国正式进入封建社会。随着生产力水平的不断提高和社会的进步，医药学也在孕育诞生，并不断发展，以治疗外伤为主的中医骨伤科学就在这样的社会环境中萌芽了。

NOTE

第一节　周代以前有关骨伤科学的史实

一、骨伤科学起源于人类的生产生活实践

由于生产力水平低下，原始人类往往只能凭借身体本身或简陋的工具与大自然搏斗。在这样恶劣的环境中和艰险的条件下生产和生活，经常发生创伤和伤残也就不足为奇了。根据考古发现，距今3000多年前的仰韶文化时期，原始人类遗骨中不少骨骼是生前受伤和患过骨病的。这些遗骨中有股骨骨折修复后增大弯曲，有骨结核、腰椎结核、脊椎变异和骨质增生，以及肱骨和颅骨生前明显受伤等表现。"河姆渡人"患有严重的腰椎病和骨质增生疾病，可能与缺少相应的卫生保健措施、长期从事繁重的体力劳动有关。

为了在恶劣的自然环境生存下来，原始人类在与自然环境做斗争的过程中不断地摸索着医治各种骨伤病的方法。从偶然的发现到有意识的探索，长期的医疗经验积累逐渐产生了原始的骨伤病医药知识和最初的诊疗方法。

人们从使用工具的经验中发现，尖状器可刺破脓肿以除病；刮削器或砭刃不仅可以割杀动物，也可以用来割治外疮；树枝和藤条可以包扎及固定肢体，热物贴身可以缓解身体某些疼痛；庆祝时的舞蹈可以舒展筋骨等。原始人类在生产生活实践中，既创造了原始生产工具，也发明了原始的手术器械。在处理外伤的同时，催生了外治法，取暖的同时产生了熨法和灸法，舞蹈产生了导引法。

在与创伤做斗争的过程中，原始人类除了逐渐认识了大自然，也提高了对自身的认识。考古发掘仰韶文化时期原始人葬墓，有40座是多人二次墓葬，其中不少是将头骨放在中间，四肢骨及其他骨放在旁边，有的骨骼还涂上黑色颜料。这种处理尸体遗骸的实践，为认识自身骨骼形态结构提供了条件和机会，这种对骨骼结构的认识有助于促进对创伤的处理。在原始社会，人们对创伤疾病的认识和经验就是在这样艰难困苦的实践中缓慢地积累和发展的。因此，劳动创造了人类，也创造了人类文明。"医源于圣人""医出于巫"和"医源于动物本能"的认识，都是片面的。

二、甲骨文中有关骨伤病的记录

到了夏商时代，我国进入了奴隶制社会。由于生产力水平的不断提高，文字的形成，促进了医药知识的进步，骨伤病开始有了文字的记述。夏、商时代不仅继承、发展了最初的外治方法，内服疗法也有了进步，而且对骨骼的认识和对骨伤病的经验有了确切的文字记载。

据《战国策》"仪狄造酒"的记载分析，夏代已发明了酿酒，酒用作治疗物品，被称为"醪醴"，这是医药史上的重大创造。酒是最早的兴奋剂和麻醉剂，可用于镇痛，这对处理创伤疾病具有重要意义。同时，酒又是常用的溶剂，不仅可以"通血脉"，还可以"行药势"，因此，后世常用酒来加工药物，甚至做成药酒来治疗骨伤科疾病，故有"酒为百药之长"之说。商代伊尹创制了汤剂，人们服药从"㕮咀"进步到煮食或去渣饮汤，这是医药发展史上的一次飞跃，标志着复合方剂的诞生。汤剂服用方便，易于吸收，可以多种药物配伍，起到增效减毒效果，对创伤施行内治具有广泛的作用。

　　到了商代后期，文字已逐渐发展成熟，甲骨文是我国历史上较早的文字，在甲骨卜辞中和器物铭文的文字中，发现有许多是记载医药知识的。甲骨文中记载的疾病已多达 20 余种，其中不少是关于骨伤科疾病的，如"疾"字，甲骨文字形表示一个人被"矢"所伤；再如"疾手"（手部的伤病）、"疾肘"（肘关节的伤病）、"疾胫"（小腿伤病）、"疾止"（手指或脚趾伤病）、"疾骨"（骨骼的伤病）等，都反映了商代对骨伤病的认识。此外，"醫"字左上方的"医"指从受箭伤的躯体里取出箭头纳于容器内，右上方的"殳"指伤者行走时帮助支持身体的木杖，下方的"酉"，表明在商代以前已经开始用酒剂来治疗伤病。甲骨文中还有用按摩、外敷药和药熨治病的记录。此外，商代已大量制造骨器，许多骨器都是用人骨制成的，而且商代使用了青铜器，主要用于刺破脓肿的砭石制作已很精细，这对提高手术器械的水平十分重要。当然，甲骨文所能记载的内容是非常有限的，而实际的骨伤科学知识必然要比这丰富充实得多。

三、《诗经》和《山海经》的药物记载

　　《诗经》是我国第一部诗歌总集，其药物记载丰富，达 100 多种。其中许多药物都可以治疗骨伤病证。如《鄘风·桑中》所载的"唐"即菟丝子，《神农本草经》将其列为上品，主"续绝伤，补不足，益气力，肥健人"；《小雅·北山》所载的"杞"即枸杞子，《神农本草经》将其列为上品，"久服坚筋骨"等。

　　《山海经》是我国古代书籍之一，其内容很多是反映周代甚至更早的事情，书中记载的药物有 100 余种，其中有一些明确记载是可以用来治疗骨伤科疾病的。除此之外，《山海经》中还载有若干人体形态解剖内容和疾病名称，其中不乏与骨伤科学关系密切的认识。

四、上古时代医家的传说

（一）祝由者

　　相传祝由术为上古时期巫医所使之法，在《黄帝内经》中也有记载。《素问·移精变气论》记载："余闻古之治病，惟其移精变气，可祝由而已。"在《海内西经》中记载："有巫彭、巫抵、巫阳、巫履、巫凡、巫相……皆操不死之药。"这一方面反映了在上古时期医巫不分、巫统辖医的历史事实，另一方面也道出了其治病真谛在于"不死之药"。可见，巫虽代鬼神说话，但是也确实掌握了一定的医药知识和技术，所以能够取得真实可靠的治疗效果。在众多的巫医队伍之中，当然也不乏能医治骨伤科疾病的人。

（二）僦贷季

　　僦贷季是上古时期的名医，相传为黄帝时代的人，为上古医家岐伯的老师，精于诊断，擅长通过察色、诊脉来治疗疾病，又能调和药剂及用按摩等方法治病。现在所说传统中医岐黄之术中的色脉即出自其手。

（三）俞跗

　　《史记·扁鹊仓公列传》记载："臣闻上古之时，医有俞跗，治病不以汤液醴酒，镵石跷引，案扤毒熨，一拨见病之应，因五脏之输，乃割皮解肌，诀脉结筋，搦髓脑，揲荒爪幕，湔浣肠胃，漱涤五脏，练精易形。"从上述记载看来，俞跗是上古时期擅长外科的医生。

（四）伊尹

　　伊尹是夏末商初人，姒姓，伊氏，名挚，生于莘国（今河南杞县，一说山东曹县，一说河

南洛阳）。伊尹因擅长烹调而取悦于汤，汤王重用伊尹，任以国政，辅助商汤打败夏桀，建立了商朝。又据皇甫谧《针灸甲乙经·序》记载："伊尹以亚圣之才，撰用神农本草以为汤液。"因而有"伊尹创汤液"的传说。

第二节　周代骨伤科学的萌芽

西周（约前1046—前771）时期我国的农业经济已较繁盛，政治、经济、科技、文化都有了新的发展。阴阳五行学说、八卦学说已经产生，指导着人们的实践活动。医学水平也有了明显的进步和提高，骨伤科学在这一时期开始萌芽。

一、医事制度中有关骨伤科学的记载

周代医学有了较大的进步，开始分科并制定了医事管理制度。据《周礼·天官》记载："医师掌医之政令，聚毒药以共医事。凡邦之有疾病者，疕疡者造焉，则使医分而治之。"又规定："凡民之有疾病者，分而治之。死终，则各书其所以而入于医师。"

《周礼》还规定："医师，上士二人，下士四人，府（管库）二人，史（记录者）二人，徒二十人。"下分食医、疾医、疡医、兽医，这是最早的医学分科。其中疡医就是职司外科和骨伤科的医生。"疡医，下士八人，掌肿疡、溃疡、金疡、折疡之祝药、劀杀之齐。""疡"字即"伤"字（郑玄注"身伤曰疡"），疡医主治的伤病分别为一般外科感染和创伤感染引起的红肿热痛者、肿疡破溃者、金属器械所致的开放性创伤者、骨折脱位者。从上述记载可以看出，在周代，骨伤科疾病已有专门医生予以诊治。这说明在对骨伤病的认识方面，已经达到了相当高的程度，骨伤科学已经初见雏形。

在创伤诊断方面，周代也达到了相当水平。《礼记·月令·孟秋》载："命理瞻伤、察创、视折、审断，决狱讼必端平。"分别观察皮肤损伤破裂，皮肤连同肌肉损伤破裂，骨骼折断，皮肤、肌肉、筋骨完全离断四个方面。这段论述虽属法医学诊断范畴，但在骨伤科学方面的意义亦十分显著，它反映了对创伤由轻至重不同程度的诊断认识水平。对这四种损伤程度的描述意义，汉代蔡邕曾有明确注释："皮曰伤，肉曰创，骨曰折，骨肉皆绝曰断。"这不仅反映了当时骨伤科学的水平，而且开创了骨伤病的诊断之源，对后世骨伤科学的发展影响很大。

除《周礼》《礼记》等古籍记载许多医学内容以外，其他古籍中也有关于骨伤和骨病致残的记载。如《周易》有"跛能履"的记载，《礼记·王制》有"瘖、聋、跛、躄、断者、侏儒、百工"等骨伤病致残的描述。这些内容表明，周代对骨伤疾病的临证观察已较详细，经验已较丰富。

西周时代，对骨伤疾病的治疗已积累总结有多种疗法，对开放创伤的清创思想已有萌芽，内外并治的观点已经形成。这时的外治法，大致总结有四种。《周礼·天官》所载治疗肿疡、溃疡、金疡、折疡的"祝药、劀杀之齐"，包括三种外治措施，"祝药"即外敷药，"劀"即刮去脓血，"杀"即腐蚀其恶肉。此外，《礼记·曲礼》记载有沐浴疗法，谓"头有创则沐，身有疡则浴"。以上四种外治法一直为后世骨伤科所常用。

内外并治的原则在西周时期也已经比较系统完整。《周礼·天官》载："凡疗疡，以五毒攻

之，以五气（指五谷）养之，以五药疗之，以五味节之。凡药，以酸养骨，以辛养筋，以咸养脉，以苦养气，以甘养肉，以滑养窍。凡有疡者，受其药焉。"首先提出了内服药物的治疗法则，还指出药物的组合应依据酸、辛、咸、苦、甘、滑等性味，分别调养骨、筋、血脉、气血、肌肉和九窍。

由上可见，远在周代，人们已经认识到创伤不仅可造成骨、筋、肉等局部损伤，而且也可引起脏腑气血的瘀滞和虚衰。因此，治疗除需以外治法治疗局部损伤外，还需以内治法调理全身的脏腑气血功能。这种内与外、局部与整体相结合的治法是符合中医辨证论治原则的。

二、阴阳五行学说的形成及与骨伤科学的结合

阴阳五行学说是我国古代哲学的重要组成内容，属于古人对于自然万物的物质属性及其运动规律的认识范畴。关于阴阳五行学说的形成，一般认为《周易》最早记载阴阳，《尚书》最早言及五行。在古代，阴阳五行学说既是哲理，也是最基本的医理，二者是统一的。据《尚书·洪范》载，武王访箕子，箕子谈了五行的一番道理："一曰水，二曰火，三曰木，四曰金，五曰土。水曰润下，火曰炎上，木曰曲直，金曰从革，土爱稼穑。润下作咸，炎上作苦，曲直作酸，从革作辛，稼穑作甘。"这是用具体的物质元素来解释万物的起源。从《周礼》治疡的论述中，可以看出五行学说在医学上的应用，也表明自然观开始起到了指导医学的作用。由此可见，中医骨伤科学在其萌芽时期就受到当时整体观念的主宰。

阴阳五行学说既是中医学的指导思想和哲学基础，同时也是医学理论不可分割的组成部分，对中医学的发展起着理论指导的作用。阴阳五行学说虽然在春秋战国时才系统化和广为流行，但是在西周时，其基本原则就已形成，并且指导了骨伤科的临证实践。

第三节　春秋战国时期的骨伤科学

春秋战国时期社会发生了巨大变化。春秋（前770—前476）时，周朝奴隶制开始衰落，封建制开始萌芽。到战国（前475—前221）时，各国新兴地主阶级所有制陆续取代了奴隶主阶级所有制。政治经济的大变革，带来了思想文化的解放，出现了科学文化的发展高潮，导致了"诸子蜂起，百家争鸣"的局面。在这种社会背景下，医学发展出现了新的势头，骨伤科学积累了新的经验，总结了新的治疗方法和方药。

一、春秋战国时期的社会背景对骨伤科学的促进

春秋战国时期社会生产力不断发展，促进了医学的发展。此外，由于战争频繁，造成了"日敝于兵，暴骨如莽""卫侯折骨，哀公残疾"的结果。在这一时期医治创伤不仅是平时劳动致伤所需，更是战伤救治的迫切需要。在适应社会需求的基础上，骨伤科学水平有了明显的进步和提高。还要看到，春秋战国时期，各国经济发展不平衡，政治统治不统一，文化思想尚未定于一统，各家各派学者思想异常活跃，纷纷提出了自己的一套从自然到人生的学术思想和观点。在这种政治经济文化背景下，骨伤科学也得到了一定的发展。

二、金疮、按摩、导引、针灸对骨伤科学的影响

（一）金疮

金疮，多指金刃所伤，为较特殊的一种外伤。春秋战国时期战乱频繁，在金戈铁马之中，刀箭之伤不计其数。因此，春秋战国时对金疮的诊治经验已相当丰富。1972 年初至 1974 年初，在长沙出土的马王堆汉墓医书中，记载的内容反映了春秋战国时期的医学水平，其中有关于金疮痈肿等的论述。《五十二病方》中记载了大量关于"伤痉""伤者痈""伤痈痛"等疾病的描述及其外治方法。虽然金疮并非正骨，但若骨折处理不当，皆常伴随痈肿疼痛等情况。所以诊治金疮的进步，可为骨伤科学提供实践上的有效措施。而且，在学科尚未分化精细的早期，金疮与正骨往往是不可分割的。

（二）按摩

按摩，是以按压、摩擦、揉捏等手法解除病痛的一种疗法。春秋战国时期，按摩疗法已相当盛行。《汉书·艺文志》上记有《黄帝岐伯按摩十卷》，这是我国第一部按摩专著（现已遗失）。此时期已有专人行按摩疗法治疗疾病，如《素问·血气形志》中云："形数惊恐，经络不通，病生于不仁，治之以按摩醪药。"按摩的手法技艺对正骨具有十分重要的意义，在秦汉以后中医的正骨技术方面，都可以发现按摩疗法的渗透影响。

（三）导引

导引是中医学独特的一种自我养生保健方法，其起源可以追溯至原始社会的图腾祭祀。春秋战国时期，导引方法不但已明确运用于医疗，而且形成了比较系统的知识和技术。马王堆出土的医书中就有专门的《导引图》（图 1-3、图 1-4），共画有男、女不同姿势 44 式。导引图的文字注释有"以杖通阴阳""引聋""引膝痛""引痹痛"等。先秦典籍之中，也有关于导引的记载。如《吕氏春秋·古乐》云："昔陶唐氏之始，阴多滞伏而湛积，水道壅塞，不行其原，民气郁阏而滞着，筋骨瑟缩不达，故作为舞以宣导之。"《庄子·刻意》记载更为明确："吹呴呼吸，吐故纳新，熊经鸟申，为寿而已。此导引之士，养形之人，彭祖寿考者之所好也。"由此可见，导引不仅治病，也可养生。导引之法可以行气活血，舒筋活络，对骨伤后功能恢复具有一定的作用。

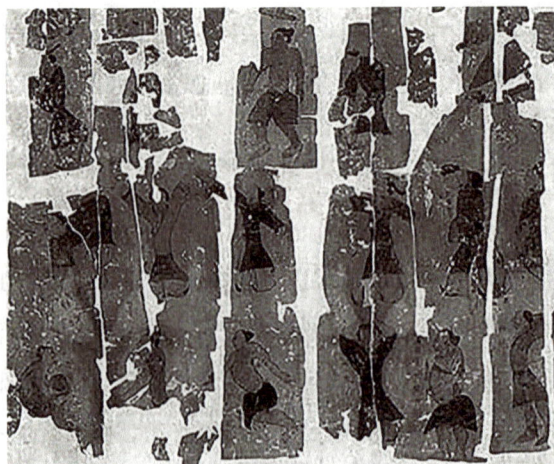

图 1-3　马王堆汉墓出土的帛画《导引图》（部分），藏于湖南省博物馆

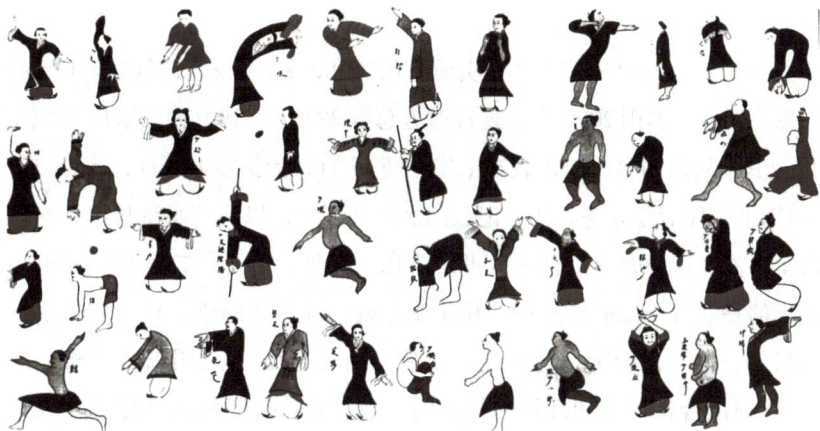

图1-4 帛画《导引图》复原图

(四) 针灸

针灸方法虽属另外一个学科，但也与骨伤科学有密切的关系。针刺疗法可以追溯至新石器时代，距今2000多年前的古书中，经常提到原始的针刺工具是石器，称为"砭石"（图1-5）。最早的砭石可以用于割刺痈肿或排放脓血，是原始的外科器械。灸法可追溯至原始社会人类学会用火之后，当人们靠近燃烧之物，或以热物敷于病痛之所，往往会收到减轻疼痛、促进局部气血流通之效。再如《素问·异法方宜论》中记载："故东方之域，天地之所始生也……其病皆为痈疡，其治宜砭石……北方者，天地所闭藏之域也……其治宜灸。"这些都反映了早期人类社会已经开始使用针灸治疗一些疾病。在针灸实践中，从对局部认识上，有助于推动骨伤科学对肢体局部形态结构的了解。

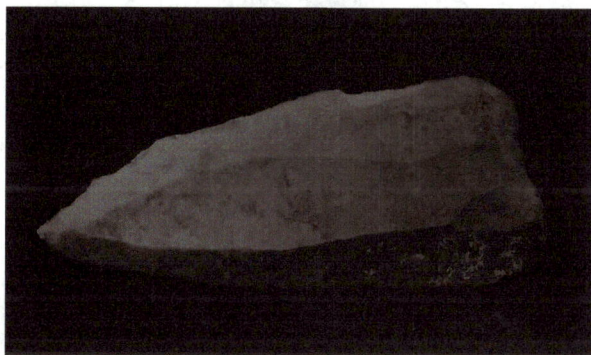

图1-5 仰韶文化砭石

总之，骨伤科学是在其他各科的群体中逐渐分化发展的，在这一过程中，它吸收了各科有关的知识和方法，从而丰富充实了自身。

三、"方书"的骨伤科学成就

据文献考察发现，先秦时期曾有大量的"方书"在世流传。如《汉书·艺文志》载有医经7家，216卷，如《黄帝内经》《扁鹊内经》《白氏内经》等；医方11家，274卷，如《五脏六腑痹十二病方》《泰始黄帝扁鹊俞跗方》《金创疭瘛方》等。这些方书中除《黄帝内经》外皆已失传，具体内容已无可考查。但从近年出土的马王堆汉墓医书中，我们仍可见到骨伤科学方面的记载。

如《五十二病方》，全书分为 52 题（实质上包括 100 多种疾病），每题都是治疗一类疾病的内容，少则一方、二方，多则 20 余方。现存医方总数 283 个，其中有"诸伤""伤痉""朒伤""伤者痈"，以及其他病名的描述。还载有治伤方药 17 首，治伤痉方 6 首，朒伤方 2 首，治痈疽方 22 首，并运用了多种治疗方法。如其记载用酒处理创口，以药煎水洗伤口，对感染创口及痈疽也主张以药水冲洗，这种方法一直为后世所常用。此外，《五十二病方》还应用了伤口包扎法。最值得重视的是《五十二病方》中应用了水银膏治疗外伤感染，这是有关水银应用于外科的最早记载。另外，如《足臂十一脉灸经》记有"折骨绝筋"，《阴阳脉死候》记有"折骨裂肤"，分别标志着对闭合性骨折和开放性骨折的认识，对骨折部位也已有"折股""折肱"等记载。

四、关于扁鹊的传说

扁鹊（前 407—前 310），姬姓，秦氏，名越人，春秋战国时期名医，渤海郡鄚（今河北沧州市任丘市）人。古籍中对扁鹊的记载很多，《史记》中载有扁鹊为虢太子和赵简子诊病事等著名的医疗事例。

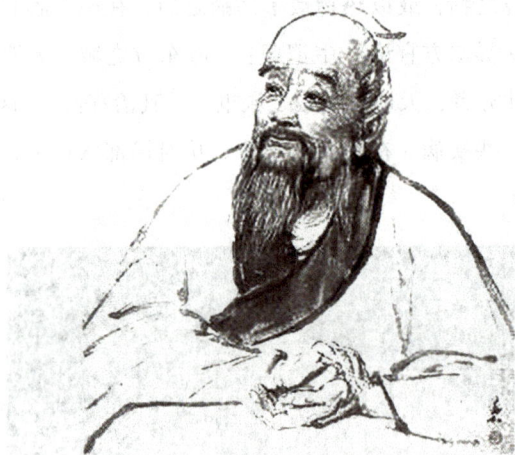

图 1-6   扁鹊（前 407—前 310 年）

就扁鹊（图 1-6）与骨伤科学的关系而言，《史记》载他能"割皮解肌，诀脉结筋""湔浣肠胃，漱涤五脏"，可见扁鹊不仅擅长于方药、针灸，而且也擅长于外科手术。《列子·汤问》记载："鲁公扈、赵齐婴二人有疾，同请扁鹊求治……扁鹊遂饮二人毒酒，迷死三日，剖胸探心，易而置之，投以神药，既悟如初，二人辞归。"此段则描述了其行外科手术的情景，虽不可作为史实，但也从一定程度上反映了当时流行的手术疗法。

思考题

1. 周代医事制度中有哪些关于骨伤科学的记载？

2. 简述酒的发明对骨伤科学发展的影响。

第二章　骨伤科学理论的初步形成

秦至三国时期（前221—265）

秦（前221—前206）自商鞅变法之后，国力日渐强大，先后消灭了六国，结束了自春秋战国以来诸侯分裂割据的局面，成为中国历史上第一个中央集权制国家。到西汉初年，实行了休养生息的进步政策，发展了生产，开辟了丝绸之路，扩大了交流。东汉前期，农业生产发展显著，冶铁炼钢、煮盐、造纸、织帛等手工业也有重要成就。从秦代至三国，由于社会制度的进步，经济水平的提高，带来了科学文化的发展，在生产技术、数学、天文、文学、艺术各方面都取得了辉煌的成就。在这种社会背景下，医学出现了发展高潮，涌现了一批伟大的医学家，编著了一系列重要医学著作，标志着中医学术体系的确立。在此时期，骨伤科理论也基本形成。

第一节　《黄帝内经》中有关骨伤科学的基础理论

秦汉时期，标志中医体系诞生的"四大经典"——《黄帝内经》《难经》《伤寒杂病论》《神农本草经》问世。这四部经典医著奠定了中医学术体系的基础，也确定了骨伤科学的理论基础，尤其是《黄帝内经》，从生理、病理、诊断、治疗、遣方用药等各方面提出了骨伤科的一般理论原则。

现存《黄帝内经》分为《素问》和《灵枢》两部分，各9卷81篇，共162篇，其内容十分丰富，包括天地阴阳、人与自然、人体生理、脏腑经络、病因病机、诊法治则、方药腧穴、刺法等理法方药各个方面，这些内容之中，不乏有骨伤科学的基本理论知识。

一、人体解剖、生理知识

甲骨文、金文的相关记载表明，早在夏、商、周时期，对人的躯体官窍、骨骼、内脏已有所认识。史书中有不少关于解剖知识的记载，《史记》就载有商代的解剖事件。至汉代，《汉书·王莽传》记载了王莽令太医进行解剖的活动，如："莽诛翟义之徒，使太医尚方与巧屠共刳剥之，度量五脏，以竹筵导其脉，知所终始，云可以治病。"

可见，秦汉时期有目的地进行解剖已屡见不鲜。在《黄帝内经》中，解剖内容和形态知识已很丰富，《灵枢·经水》云："若夫八尺之士，皮肉在此，外可度量切循而得之，其死可解剖而视之。"基于这种解剖观念，《黄帝内经》对脏腑之大小、坚脆、容量，血脉之长短、清浊，骨骼的长短、粗细等进行了详细记述，这为骨伤科的临证实践奠定了重要的理论基础。

NOTE

（一）骨与关节

《黄帝内经》对全身主要的骨骼都有命名，记载了各长干骨的长短，指出了骨骼中有骨髓，脊椎中有脊髓，脊髓与脑相通，受脑统属。如《灵枢·骨度》记载："头之大骨围二尺六寸……颅至项尺二寸；发以下至颐长一尺，君子参折。"《素问·骨空论》曰："两髀骨空，在髀中之阳。臂骨空在臂阳，去踝四寸两骨空之间。股骨上空在股阳，出上膝四寸。"

《素问·骨空论》对关节的记载："辅骨上横骨下为楗，夹髋为机，膝解为骸关。"《素问·五脏生成》云："诸筋者皆属于节。"说明筋也是关节结构的组成部分。

对骨与关节的生理功能，《黄帝内经》提到了骨骼的支架、杠杆、藏髓作用。如《灵枢·经脉》云："骨为干。"《灵枢·决气》云："骨属屈伸。"《素问·脉要精微论》云："骨者，髓之府。"关于关节，《黄帝内经》指出关节中有关节液，关节液对关节运动有重要作用。如《素问·刺禁论》云："刺关节中液出，不得屈伸。"

（二）筋

"筋"字最早见于《足臂十一脉灸经》《阴阳十一脉灸经》两部医书，此处之"筋"，与经、经脉、经络都不同，是有组织形态的实物。《黄帝内经》中对"筋"的论述较多，既有组织部位的论述，也有功能特点的论述。《灵枢·经筋》记载："足太阳之筋，起于足小趾，上结于踝，邪上结于膝，其下循足外侧，结于踵，上循跟，结于腘……其支者，出缺盆，邪上出于頄。"对筋的功能作用，《素问·痿论》云："宗筋主束骨而利机关也。"《灵枢·经脉》则云："筋为刚。"从上述看，《黄帝内经》中筋的概念，虽很难对应西医学解剖的具体组织，但却是中医骨伤的重要概念，具有与骨、关节同样重要的意义，对后世骨伤科的筋伤学影响深远。

（三）肌肉

《黄帝内经》中所述及的肌肉，其所指是确实而具体的，与西医学所讲的肌肉组织是一类概念。如《素问·上古天真论》云："上古有真人者……肌肉若一，故能寿敝天地，无有终时，此其道生。"可见此处"肌肉"代指人的有形实体。但是，鉴于历史条件，《黄帝内经》没有认识到肌肉的动力意义，而误认为筋是动力来源，在骨伤科方面，《黄帝内经》仅述及了肌肉对筋骨的保护作用，如《灵枢·经脉》云："肉为墙。"

骨、关节、筋、肌肉是中医骨伤科的主要概念，虽然其组织形态结构论述不清，但其所指则确有其物，对骨伤科临床具有一定意义。

（四）对血液循环的认识

《黄帝内经》中对于血液循环有了初步的认识，并较早地认识到了心脏在循环系统中的作用。《素问·痿论》云："心主身之血脉。"《素问·六节藏象论》云："心者……其充在血脉。"《黄帝内经》对血液在周身循环存在的状态也进行了许多论述，如在《灵枢·营卫生会》云："营在脉中，卫在脉外，营周不休，五十而复大会，阴阳相贯，如环无端。"《素问·举痛论》记载："经脉流行不止，环周不休。"虽然《黄帝内经》对血液循环的认识是粗浅的，尚不了解血液循环的物质结构原理和机制，但却是中医气血学说赖以发展的基础。

二、整体观念的形成和确立

中医学的整体观念源于把生命现象放在其生存环境（即自然、社会）中所进行的观察活动并接受中国古代自然哲学的指导，将对这种观察结果的分析引向理性认识的层次，形成"天人一体""形神一体"观。整体观念是《黄帝内经》最具特色的学术思想，也是骨伤科的指导思想。它不仅是中医学的指导原则，也是骨伤科的突出特色，它指导了骨伤科的实践，使中医骨伤科表现出独到的学术特点和专长。

（一）《黄帝内经》整体观念的基本内容

整体观念是《黄帝内经》理论体系的中心内容，它包括人与自然、人体内部、人与社会因素等诸多内容，具有重要的意义和价值。

1. 人体自身的统一性　《黄帝内经》中论述人体自身的统一性主要表现在"五脏一体""气血同类""经脉相连""形与神俱"等方面。从内部脏腑到体表毫毛，通过经络联系成为一个整体。五脏是人体的核心，为"中之守""身之强"（《素问·脉要精微论》），通过功能的作用、物质的滋养，尤其是经络的联系，分别与六腑、五体、五华、五官、九窍、四肢、百骸等内外组织相连，构成五脏系统。形与神是生命构成与存在的两个方面。《灵枢·天年》云："血气已和，营卫已通，五脏已成，神气舍心，魂魄毕具，乃成为人。"《素问·六节藏象论》云："气和而生，津液相成，神乃自生。"显而易见，形及活动是神的承载与化生者，神是形体活动的体现与驾驭者，形无神则无以存，神无形则无以生，形与神俱，相依相制，共生共存，和谐统一，则生命不息。从以上论述可以看出，脏腑之间具有特定的络属关系，在体表，不同脏腑具有不同的开窍；在体内，不同脏腑具有不同所主。局部可以影响全身，体表能够反映内脏，即所谓"有诸内必形诸外""以表知里"。通过外部形、神、色、脉，便可判断内部状况，这构成了望、闻、问、切的主要内容。

2. 人与自然环境的统一性　在人与自然环境的关系方面，一方面，《黄帝内经》肯定自然对人的决定性和制约性，如《素问·宝命全形论》云："人以天地之气生，四时之法成。""天地合气，命之曰人。"另一方面，《黄帝内经》也肯定了人对自然环境的适应性和能动性。如《灵枢·五癃津液别》云："天暑……则腠理开……天寒……则腠理闭。"《素问·刺法论》云："正气存内，邪不可干，避其毒气。"上述有关人与自然相统一的论述，为中医学的病因学（外因）和预防观点奠定了思想。

3. 人与社会环境的统一性　就人体与社会的统一性而言，主要表现在人与社会的协调。若这种协调性被打破，社会环境因素也可成为致病因素。如《素问·疏五过论》指出由于社会地位的改变、权势失落，给人带来的不良影响，其云："故贵脱势，虽不中邪，精神内伤，身必败亡。"而经济破产、生活贫困，则"始富后贫，虽不伤邪，皮焦筋屈，痿躄为挛"。所以《素问·阴阳应象大论》说："喜怒伤气，寒暑伤形。"《黄帝内经》所论述的这些医学、社会学内容，虽受历史局限，却仍有很大的参考意义和指导价值。

（二）骨伤科学的整体特点

1. 局部和整体相互作用的诊断和治疗　骨伤科疾病虽多发生在局部，诊断和治疗要针对局部情况进行整复和固定，但同时强调从全身状态着眼予以诊治。尽管创伤发生在局部，但病机的影响和变化却在全身，局部的病变可通过经络气血而影响全身的盛衰和虚实。所以骨伤科在诊断和治疗过程中，始终着眼于局部与整体的统一性，既强调局部对整体的影响，也注意整体状态对局部病变过程的作用。因此，诊治骨伤病，既要处理好局部的清创、整复和固定，也要注意整体功能的调整，既要局部用药，也要对全身状态进行辨证施治。

2. 外部与内部对立统一的诊断和治疗　《黄帝内经》中提出人体内外相应，通过经络联

NOTE

系，内部脏腑与外部肢节构成了一个统一体，"内属于脏腑，外络于肢节"。脾主肉，肝主筋，肾主骨，局部的伤筋动骨，耗血伤气，必然影响到内部脏腑功能，使之发生相应改变。反之，内部脏腑的功能状态又会影响局部筋、骨、肉损伤修复的过程。所以，骨伤科在临证过程中，既要外治筋骨、皮肉损伤，又要内治脏腑、气血病变。

3. 动静结合的整复固定　对于骨伤科疾病的治疗，中医骨伤科认为，形不动则气血不流，气血不流则瘀血不去，而新血不生，骨折难以接续。因此，对于骨伤科疾病的治疗，要采用动静结合的治疗原则，采用固定整复使伤处于静止不动为"静"，采用练功使伤肢活动为"动"。中医骨伤科的动与静还具有特殊内涵。动不仅指肢体的有形活动，其导引、行气、调息亦皆可收到行气活血之效。静也不仅指肢体的不动，更包括安神定虑，心无旁骛，这些对骨伤病的康复都具有不可忽略的意义。

三、《黄帝内经》关于骨伤科学的病因病机学说

《黄帝内经》主要从当时常见的堕坠、击仆、举重，以及劳损、六淫等方面描述了骨伤科疾病的病因病机。

（一）骨伤科疾病的病因

1. 外因　骨伤科疾病的外因主要有外力损伤、外感六淫、邪毒感染、持续劳损等。

（1）外力损伤　《灵枢·贼风》认为："若有所堕坠，恶血在内而不去。"《素问·脉要精微论》也指出："胃脉搏坚而长，其色赤，当病折髀……肾脉搏坚而长，其色黄而赤者，当病折腰。"

（2）外感六淫　六淫邪气也是导致骨伤科疾病的重要原因。如《素问·痹论》谓："风寒湿三气杂至，合而为痹。"《素问·生气通天论》曰："因于湿，首如裹，湿热不攘，大筋缓短，小筋弛长，缓短为拘，弛长为痿。"

（3）邪毒感染　《灵枢·痈疽》曰："热胜则腐肉，肉腐则为脓。"《灵枢·刺节真邪》曰："烂肉腐肌为脓，内伤骨，内伤骨为骨蚀……有所结，深中骨，气因于骨，骨与气并，日以益大，则为骨疽。"

（4）持续劳损　劳损多系慢性损伤。《素问·宣明五气》云："久视伤血，久卧伤气，久坐伤肉，久立伤骨，久行伤筋，是谓五劳所伤。"《素问·生气通天论》认为："因而强力，肾气乃伤，高骨乃坏。"《素问·经脉别论》说："持重远行，汗出于肾。疾走恐惧，汗出于肝。摇体劳苦，汗出于脾。"《灵枢·邪气脏腑病形》认为："有所用力举重，若入房过度，汗出浴水，则伤肾。"

2. 内因　《黄帝内经》中专门论及骨伤科疾病内因的记载较少，但是其丰富的病因发病学说对于骨伤科也有非常重要的指导意义。骨伤科疾病发生的内因主要与年龄、体质、局部解剖密切相关。如《素问·评热病论》指出："邪之所凑，其气必虚。"《灵枢·百病始生》曰："风雨寒热不得虚，邪不能独伤人。""此必因虚邪之风，与其身形，两虚相得，乃客其形。"

（二）骨伤科疾病的病机

人体是由皮肉、筋骨、脏腑、经络、气血和津液等共同组成的一个有机整体，因此，骨伤科疾病的发生和发展与皮肉筋骨、脏腑经络、气血津液等都有着密切关系。如明代薛己在《正体类要》序文中指出："肢体损于外，则气血伤于内，营卫有所不贯，脏腑由之不和。"对于骨伤科疾病的辨证论治过程，应从整体观念加以分析。

1. 皮肉筋骨病机　在《灵枢·经脉》指出："骨为干，脉为营，筋为刚，肉为墙。"《素问·痿论》云："宗筋主束骨而利机关也。"因此，当各种原因导致皮肉筋骨损伤，则会引起一系列的病变。如《素问·刺禁论》云："刺关节中液出，不得屈伸。"《素问·长刺节论》云："病在筋，筋挛节痛，不可以行，名曰筋痹。"描述的是筋痹疾患。又如《素问·生气通天论》云："营气不从，逆于肉理，乃生痈肿。"《素问·长刺节论》亦云："病在骨，骨重不可举，骨髓酸痛，寒气至，名曰骨痹。"

2. 脏腑经络病机　脏腑是化生气血、通调经络、营养皮肉筋骨、主持人体生命活动的主要器官，故脏腑发生病变必然会通过有关经络反映在体表。位于体表组织的病变，也可影响其所属的脏腑出现功能紊乱。如《灵枢·本神》指出："肾盛怒而不止则伤志，志伤则喜忘其前言，腰脊不可以俯仰屈伸……脾气虚则四肢不用。"《素问·痹论》云："故骨痹不已，复感于邪，内舍于肾。筋痹不已，复感于邪，内舍于肝。"《素问·痿论》云："肝气热，则胆泄口苦筋膜干，筋膜干则筋急而挛，发为筋痿。"也说明了脏腑、经络之间可相互影响。

3. 气血津液病机　《素问·阴阳应象大论》云："气伤痛，形伤肿。故先痛而后肿者，气伤形也；先肿而后痛者，形伤气也。"这是气滞血瘀的不同表现。《灵枢·百病始生》云："用力过度，则络脉伤。阳络伤则血外溢，阴络伤则血内溢。"描述了脉络损伤而导致出血的病机表现。《灵枢·痈疽》载："寒邪客于经络之中则血泣，血泣则不通，不通则卫气归之，不得复反，故痈肿。"这描述了血瘀导致气滞，进而导致痈肿发生的机制。《灵枢·五癃津液别》云："阴阳不和，则使液溢而下流于阴，髓液皆减而下，下过度则虚，虚故腰背痛而胫酸。"这一记载描述了津液不足则会引起骨伤科疾病。

四、诊断学和治疗学的原则及方法

《黄帝内经》中提出了许多关于骨伤科疾病的诊断学和治疗学理论原则和方法，这些理论原则和方法指导了临证实践，并对后世骨伤科学的发展产生了非常深远的影响。

（一）诊断学的基本原则

《黄帝内经》中已经初步归纳出了望、闻、问、切四诊，对骨伤科疾病的诊断也提出了较多的理论原则。如《素问·脉要精微论》云："膝者筋之府，屈伸不能，行则偻附，筋将惫矣。骨者髓之府，不能久立，行则振掉，骨将惫矣。"这描述了运用望诊对筋骨及脏腑的虚实盛衰变化进行初步诊断。《素问·脉要精微论》云："肝脉搏坚而长，色不青，当病坠若搏，因血在胁下，令人喘逆……肾脉搏坚而长，其色黄而赤者，当病折腰。"这是运用望诊结合切脉法诊查跌仆损伤。总之，《黄帝内经》对骨伤病的诊断原则论述虽不周详，但四诊原则已经确立，起到了承前启后的作用。

（二）治疗学的基本方法和经验

1. 治疗学思想

（1）重视预防　早在战国时期已形成风气，吐纳导引就是骨伤科的有效预防措施。汉代又出现了《导引图》。华佗总结前人导引经验，创"五禽戏"，使导引实践逐渐趋于规范化。《黄帝内经》则提出了比较系统的"治未病"思想。《素问·四气调神大论》和《素问·上古天真论》中提出了"不治已病治未病"的理论观点，重视预防的思想，对中医骨伤科的后世发展产生了重要的理论引导。

NOTE

（2）强调整体治疗　《黄帝内经》的整体观念是贯穿疾病治疗始终的，在骨伤科中也有其具体表现。强调内外并治，重视整体治疗，指导了骨伤科的临证实践。如《素问·至真要大论》"从内之外者，调其内；从外之内者，治其外"等辨证施治原则，其对骨伤科也是同样适用的。

2. 治疗学方法

（1）手术疗法　《黄帝内经》从工具制作到操作实施都有精详的论述。如《灵枢·痈疽》论及："发于足指，名脱痈，其状赤黑……急斩之，不则死矣。"明确指出了对坏死组织应及时手术切除，以免发生不测。《素问·调经论》还提出外伤瘀血和痈肿可以用锬针放血。其云："刺留血奈何……视其血络，刺出其血，无令恶血得入于经，以成其疾。"

（2）方药疗法　《黄帝内经》在对方药疗法的理论总结中，提出了君臣佐使的配伍原则和大、小、缓、急、奇、偶、复的方剂形式。这种方药理论指导了中医各科的临证治疗，成为千古不易的方药法则，对骨伤科在汉代以后的方药疗法完善发挥了重要作用。

此外，《黄帝内经》还提出了洗浴法、导引和包扎固定等多种内外结合的治疗方法。

五、对筋伤的认识

筋伤病是由于人体自然退变，并因创伤、劳损、感受外邪、代谢障碍等因素，加速其退变，造成脊柱、骨与关节、骨骼肌等部位筋骨动静力平衡失调，出现全身和局部的疼痛、肿胀、麻木、肌肉萎缩、活动受限等，包括颈椎病、腰椎间盘突出症、腰椎管狭窄症、骨质疏松症、骨关节病等。中医学中包括"伤筋""筋骨痹""腰腿痛"等概念。西医学认为，慢性筋骨病主要可分为脊柱退行性疾病、骨代谢相关疾病和骨关节疾病三大类。

《黄帝内经》中关于筋伤病的论述多见于"痹证""痿证"等。《素问·长刺节论》云："病在筋，筋挛节痛，不可以行。"《素问·痹论》云："痹……在于筋，则屈不伸。"《灵枢·经筋》云："经筋之病，寒则反折筋急，热则筋弛纵不收，阴痿不用。"这些描述了当筋伤时会影响肢体关节的运动。

《素问·痹论》记载："以冬遇此者为骨痹，以春遇此者为筋痹……痹在于骨则重，在于脉则血凝而不流，在于筋则屈不伸。"《素问·痿论》中云："肝气热……筋膜干，筋膜干则筋急而挛，发为筋痿。脾气热，则胃干而渴，肌肉不仁，发为肉痿。肾气热，则腰脊不举，骨枯而髓减，发为骨痿。"以上详细地描述了筋骨疾病的病因病机。

"筋骨痹"这一病名反映了该病是筋、骨系统的病变，也指出其基本病位在筋、骨。如《素问·长刺节论》云："病在筋，筋挛节痛，不可以行，名曰筋痹……病在骨，骨重不可举，骨髓酸痛，寒气至，名曰骨痹。"《素问·痿论》曰："宗筋主束骨而利机关也。"《素问·脉要精微论》载："膝者筋之府，屈伸不能，行则偻附，筋将惫矣。骨者髓之府，不能久立，行则振掉，骨将惫矣。"以上论述表明，人们早已认识到痹与筋、骨、膝、肾等的关系，由此也反映了筋骨疾病的部位和特点。

关于腰腿痛的记载，最早可追溯至《黄帝内经》时代，《素问·刺腰痛论》说："足太阳脉令人腰痛，引项脊尻背如重状……少阳令人腰痛，如以针刺其皮中，循循然不可以俯仰。"

在治疗方面，《黄帝内经》中提出了筋骨病总的治疗原则，《灵枢·经脉》有言："为此诸病，盛则泻之，虚则补之，热则疾之，寒则留之，陷下则灸之，不盛不虚，以经取之。"并且提出了很多针灸疗法，如《灵枢·官针》云："病痹气暴发者，取以圆利针。病痹气痛而不去者，取以毫针……凡刺有十二节，以应十二经……三曰恢刺，恢刺者，直刺旁之，举之前后，恢筋急，以治筋痹也……八曰短刺，短刺者，刺骨痹，稍摇而深之，致针骨所，以上下摩骨也。"《素问·痹论》云："五脏有俞，六腑有合，循脉之分，各有所发，各治其过，则病瘳也。"

第二节　主要医籍及医家的成就

一、淳于意与"诊籍"

淳于意（约前215—前140）（图2-1），古代医家，西汉临淄（今山东淄博东北）人，曾任齐太仓令，精医道，辨证审脉，治病多验。曾从公孙光学医，并从公乘阳庆学黄帝、扁鹊脉书。《史记》记载了他的25例医案，称为"诊籍"，是中国现存最早的病史记录，其体例内容实为后世病历医案的创始。

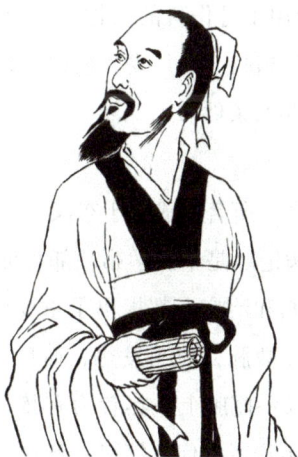

图2-1　淳于意（约前215—前140）

淳于意治病注重病历记述，凡患者姓名、职业、居里、病名、脉象、病因、治疗、用药、疗效、预后等，皆有详细记录。淳于意所记述的25个病案中，有完整的骨伤科病案两例，一例为举石伤腰，一例为堕马伤肺。

二、《武威汉简》与《居延汉简》

（一）《武威汉简》

1959年甘肃武威县汉墓出土竹、木简《仪礼》9篇。经甘肃省博物馆及中国科学院考古研究所的整理、研究，编著成《武威汉简》一书。其中载有临证医学、药物学、针灸学等广泛内容。这批简牍按其中一枚的题字现命名为《治百病方》，其记载内服、外用的剂型有汤、丸、膏、散、醴、滴、栓等，给药时间有旦饮、暮吞、先哺饭、宿毋食等区别。《治百病方》中的赋形剂已应用了白蜜、猪脂肪、乳汁、骆酥等，尤其应用白蜜为丸，为最早记载，这一用法是后世最为常用的。在外治法中还载有"摩之"和"三指摩"等具体操作，以及"卧药中"的方法。《治百病方》对金疮外科的治疗经验有了丰富总结，所载30余方中就有专治金疮外科方10余首。

NOTE

（二）《居延汉简》

《居延汉简》是 1930 年由西北科学考察团在今内蒙古自治区汉代居延烽火台遗址中发掘出来的。该书记载了汉武帝太初三年（前 103）戌卒的一些简单病案，其"折伤部"可视为最早的骨伤科病历记录。

三、《神农本草经》和《伤寒杂病论》

（一）《神农本草经》

《神农本草经》简称《本草经》或《本经》，成书于东汉。该书是现存最早的中药学专著，共记载药物 365 种，以上、中、下三品进行药物分类。上品之药无毒，主益气；中品之药或有毒或无毒，主治病、补虚；下品之药有毒，主除病邪、破积聚。此外，还提出了四气五味、君臣佐使、七情和合、剂型剂量、炮制鉴别等药物学基本理论。

《神农本草经》所载 365 种药物中，言明能主治创伤折跌伤筋、金创死肌者有 40 多种，治痈疽药有 50 多种，综合计算，能应用于骨伤科的药物，最少也有 100 余种，如续断、独活、王不留行、牛膝、大黄、水蛭、桃仁、当归、牡丹皮、菊花、桑寄生等，以上这些药物学的成就，为骨伤科的临证治疗提供了非常重要的条件。

（二）《伤寒杂病论》

《伤寒杂病论》为张机（字仲景）所著，成书于东汉。经后世王叔和整理后分为《伤寒论》和《金匮要略》两部分。《伤寒杂病论》是中医学第一部辨证论治的专著。《金匮要略》书中对痈疽及跌打损伤都有论有方，在诊断和治疗上都提出了重要的原则和方法。如《金匮要略·疮痈肠痈浸淫病脉证并治》曰："诸浮数脉，应当发热，而反洒淅恶寒，若有痛处，当发其痈。"又曰："诸痈肿，欲知有脓无脓，以手掩肿上，热者为有脓，不热者为无脓。"又曰："寸口脉浮微而涩，然当亡血，若汗出，设不汗者云何？答曰：若身有疮，被刀斧所伤，亡血故也。"这描述了望诊和切诊在外科及骨伤科的应用。在治疗方法上，《金匮要略》总结了一批行之有效的方剂，如用薏苡附子败酱散和大黄牡丹汤治疗肠痈，一直沿用至今；以黄连粉外敷治疗浸淫疮，现代外科亦常用。

四、华佗及其外科成就

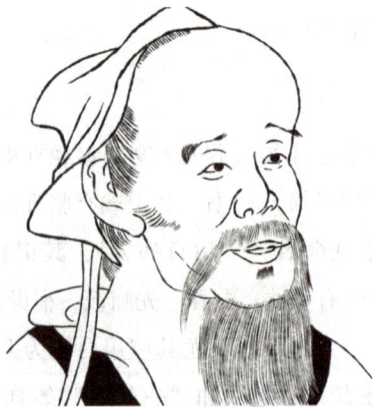

图 2-2 华佗（141—208）

华佗（141—208）（图2-2），一名旉，字元化，沛国谯（今安徽亳州）人。他淡泊名利，精于医学，兼通术数、经书及养生之法，尤以外科为突出，他的外科成就代表了汉代最高水平，因此被视为中医外科鼻祖。华佗在外科学上的重大贡献是发明了"麻沸散"用以全身麻醉，实行剖腹术和刮骨术，并创立了五禽戏。

《后汉书·华佗传》曰："若病发结于内，针药所不能及者，乃令先以酒服麻沸散，既醉无所觉，因剖破腹背，抽割积聚。若在胃肠，则断截湔洗，除去疾秽，既而缝合，敷以神膏，四五日创愈，一月之间皆平复。"《三国志·蜀志》载："羽尝为流矢所中，贯其左臂，后创虽愈，每至阴雨，骨常疼痛。佗曰：'矢镞有毒，毒入于骨，当破臂作创，刮骨去毒，然后此患乃除耳。'羽便伸臂令医劈之。"此例即为"刮骨疗毒"之佳话。

佗语普曰："人体欲得劳动，但不当使极尔。动摇则谷气得消，血脉流通，病不得生，譬犹户枢不朽是也……吾有一术，名五禽之戏（图2-3）：一曰虎，二曰鹿，三曰熊，四曰猿，五曰鸟。亦以除疾，并利蹄足，以当导引。体中不快，起作一禽之戏，沾濡汗出，因上着粉，身体轻便，腹中欲食。普施行之，年九十余，耳目聪明，齿牙完坚。"

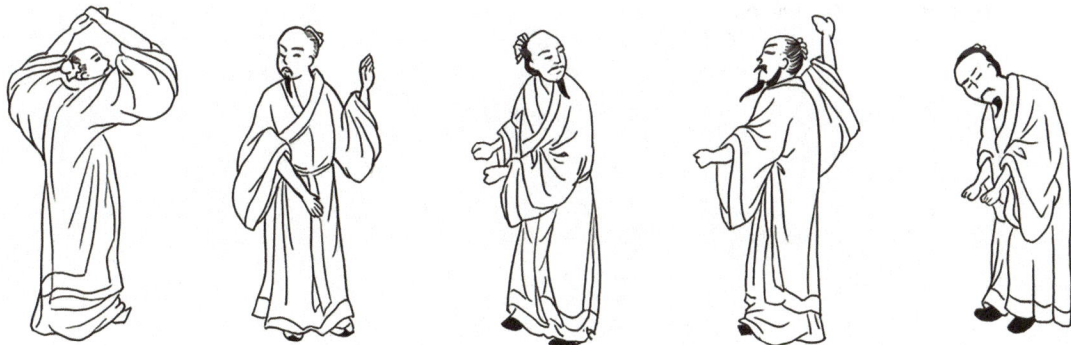

图2-3　华佗的"五禽戏"（临摹）

史书中还有很多关于华佗的记载，历来认为他是突出的外科医生。其实，他除外科成就外，在内科、针灸科、体育疗法方面也有重要贡献。华佗夹脊穴可用于治疗多种疾病，至今仍为针灸、按摩医师临床上所应用。

五、董奉、郭玉

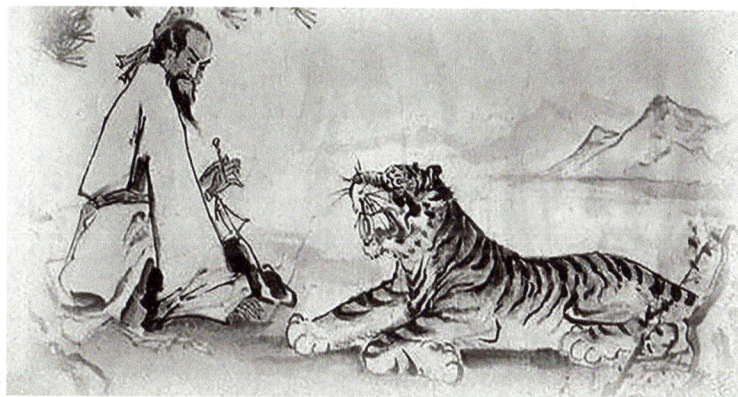

图2-4　董奉（220—280）

　　董奉（220—280）（图2-4），又名董平，字君异，号拔墘，侯官县董墘村（今福州市长乐区古槐镇龙田村）人。三国时吴国医家，精医，与华佗、张仲景被后世并称为"建安三神医"。董奉医术高明，治病不取钱物，只求患者愈后在山中栽杏。数年之后，有杏万株，郁然成林。后世称颂医家"杏林春暖"之语，盖源于此。

　　郭玉（1~2世纪），字通真，东汉广汉雒（今四川广汉北）人。少年时跟随程高学医，是涪翁的再传弟子。精通医学，针术尤为高明。史书记载：郭玉与和帝讨论医道，郭玉认为："医之为言意也，腠理至微，随气用巧，针石之间，毫芒即乖，神存乎心手之际，可得解而不可得言也。"他还指出，为达官显贵治疗有四难："自用意而不任臣，一难也；将身不谨，二难也；骨节不强，三难也；好逸恶劳，四难也。"故而他认为为显贵处尊者诊病，医生常怀恐惧之心，谨小慎微，施针难以奏效。和帝十分赏识郭玉的高论。

思考题

1. 简述《黄帝内经》的学术思想及其对后世骨伤科发展的影响。
2. 简述华佗的骨伤科成就。

第三章　骨伤科临床医学的兴起

两晋至南北朝时期（265—581）

两晋南北朝时期，历时 300 多年，是我国历史上国家分裂和民族大融合的时期。265 年，西晋王朝建立，结束了三国鼎立局面，重新实现了全国的统一。317 年，西晋灭亡，继之是东晋十六国。439 年，北魏统一了北方，建立了历史上所称的北朝。西晋灭亡后，司马氏南迁建康，建立了东晋。南方得到了近百年的偏安，但紧接着又发生了宋、齐、梁、陈朝代的更替。581 年，南北朝方由隋朝所统一，结束了分裂局面。这一时期，战乱不断，人民困苦，颠沛流离。

在连绵的战争和动荡的社会背景下，大量医治伤病的实践促进了临床医学，尤其是骨伤科学的发展。从国家的角度，设有医官，南北朝时期开办了医学教育，设有"太医署"机构和"太医令""太医正"等官职，以及"太医博士""太医助教"等专职人员。在太医署内，有专治创伤骨折的"折伤医"。社会的需要和朝廷的重视，使医学发展出现了新的局面，其主要标志是临床经验大大丰富，重要医家和方书大批出现，这一时期，近 200 部医学著作问世，在内科、外科、骨伤科、妇儿科等方面都有很大进步。骨伤科学至此也有了飞跃性的发展。

第一节　主要临床医家和方书成就

由两晋至南北朝，临床医学的发展促进了一大批著名临床医家的产生，如葛洪、徐之才、陶弘景、刘涓子等。方书在这一时期十分丰富，仅传于后世而现在得见的就有《肘后备急方》《刘涓子鬼遗方》《本草经集注》等。而如《小品方》等失佚于战火兵乱的方书，据文献有记载的就有 140 多家，仅就文献记载而论，这一时期的临床医学成就已十分可观。

一、葛洪与《肘后备急方》

（一）作者简介及成书年代

葛洪（261—341），字稚川，丹阳句容人（今江苏句容县），自号抱朴子，是我国历史上著名的医学家、博物学家、炼丹家和道教人物（图 3 - 1），著有《肘后备急方》《抱朴子》《神仙传》等。葛洪自幼好学，先以儒学知名，后乃精修炼丹和研习医术。葛洪的医学成就很高，他先著有《金匮药方》（一作《玉函方》）100 卷。为便于携带，乃将急救、常用部分摘成《肘后备急方》一书。后经陶弘景增补，改名为《肘后百一方》。金代杨用道又增补为《附广肘后备急方》，即现流行的版本。全书分 8 卷，前 4 卷为"内病"（相当内科病）；第 5、6 卷为"外发病"（相当外科、五官科疾病）；第 7 卷为"他犯病"（包括虫兽伤毒）；第 8 卷为百病急救丸散

NOTE

及牲畜病等。该书内容完备，堪称简要的临床全书。

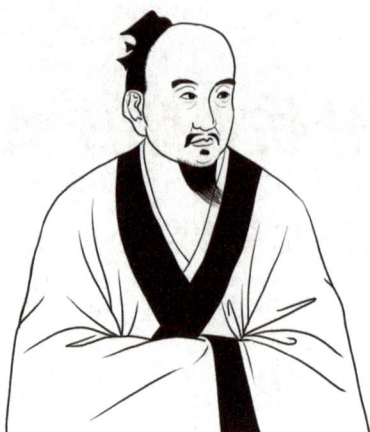

图 3-1 葛洪（261—341）

（二）学术思想及对骨伤科的影响

《肘后备急方》记载了许多医学上最早的发明发现。如最早记载了天花病："发疮头面及身，须臾周匝，状如火疮，皆戴白浆，随决随生……剧者多死。"对"尸注"（相当肺结核）、马鼻疽等病传染性的记载也是正确和最早的。对沙虱（恙虫）的生活形态、沙虱病发病地带、临床特征、传染、预后和预防等记载亦均准确，并早于国外千余年。其用狂犬脑浆敷贴创口预防狂犬病，是免疫疗法的最早探索，在医学上具有十分重要的意义和价值。该书所载方药大都易得、价廉和有效，因而有益于民众，具有简、廉、便、验的特点。

在创伤骨科方面，该书论述了开放创口感染的"毒气"说，强调了早期处理伤口的重要性。描写了骨折和关节脱位，推荐了小夹板（竹片夹板）局部外固定，施行手法整复，从而开拓了骨伤科学诊治的新局面。创立的颞颌关节脱位口内整复法是世界上最早的手法整复法，直到现在仍普遍沿用。此外，还记载了烧灼止血法和采用桑白皮线进行肠缝合术治疗腹部创伤肠断裂，对骨伤科的发展作出了划时代的贡献。

二、刘涓子与《刘涓子鬼遗方》

（一）作者简介及成书年代

刘涓子，晋末刘宋南朝时人。据《晋书》和《宋书》记载，刘涓子于晋安帝时，曾做过彭城内史。因其精于医药，曾随宋武帝刘裕北征，在军中善治金疮痈疽，晚年则周游各地行医为业。现行版本《刘涓子鬼遗方》是经刘宋南朝时的龚庆宣整理的，是宋刻的五卷本，与《隋书·经籍志》所载的"十卷"不符，而唐代文献及《医心方》所引述的《刘涓子鬼遗方》的某些内容又是宋刻本所没有的。可见，流传至宋时，该书已有部分散佚。

（二）学术思想及对骨伤科的影响

《刘涓子鬼遗方》是中医外科学论述痈疽、金疮方面内容较详细的第一部方书，全书共载方140余首，其中治金疮跌仆方34首。该书论及了金疮及骨痈疽等辨证论治及外治法，对痈疽进行了分类诊断，并介绍了对痈疽消肿、溃脓、生肌、收口的用药经验及立法处方原则，对后世影响极大。

三、《小品方》《集验方》和《僧深药方》等亡佚方书

《小品方》在《隋书》《旧唐书》《新唐书》均记载为 12 卷，为东晋陈延之所著。《小品方》原书已佚，作者生平无从查考。据有关文献记载，该书当成书于南北朝期间。《刘涓子鬼遗方》中有"小品灭瘢方"记载，所以该书应早于《刘涓子鬼遗方》。该书具有较高的临床实用价值，曾被历代医家所推崇。尤其在隋唐时期，《伤寒杂病论》隐没不彰，《小品方》成为当时医家圭臬，被唐朝政府规定为学医的必读之书。该书传到日本，对日本医学也曾产生过不小的影响。后世不少方书如《备急千金要方》《外台秘要》《医心方》等都引用了《小品方》的部分内容。《外台秘要》引述了 111 条，《医心方》引述了 215 条，都可证明《小品方》的价值和影响是很大的。从所能见到的《小品方》内容考察，该书对创伤、骨痈疽的诊治都有相当经验，这些都丰富了骨伤科学的内容。

《集验方》在《北周书》中记载为 12 卷，为北周、隋朝初年时姚僧垣所撰著。姚僧垣（498—583），字法术，吴兴武康（今浙江湖州）人，24 岁时即为梁太医。《北周书·卷四十七》称："僧垣医术精妙，为当世所推，前后效验，不可胜记，声誉既盛，远闻边服。至于诸番外域，咸请记之。"《集验方》在隋唐史书中均有记载，但在宋以后便失传了。后世方书如《外台秘要》《医心方》均引述有《集验方》的内容。《医心方》引 134 条，《证类本草》引 34 条。从这些方书引述的内容，可以推见其学术成就。据后世文献所引述的内容看，《集验方》对痈疽、骨疽的诊治有比较独特的经验。

《僧深药方》原书亦早亡佚，据《隋书·经籍志》记载："梁有《僧深药方》三十卷。"其他文献如《旧唐书》《新唐书》也有相同记载。《备急千金要方》记载有如下内容："宋齐之间，有释门深师，师道人（仰道人）、述法存（支法存）等诸家旧方为三十卷。"由此可推断该书当为宋齐之间成书，与《刘涓子鬼遗方》时间相当。后世方书引用该书多名之为《深师方》，故该书又名《深师方》。关于本书内容，《外台秘要》引用 30 条，《医心方》引用 146 条。从所引内容可反映出该书在治创伤跌仆等方面的经验。

除以上几部方书外，据史书记载，在南北朝时期成书后亡佚的方书还有许多。如梁朝甘睿之撰有金创痈疽方面的方书两部，梁朝徐嗣伯撰有痈疽金创内容两部方书，惜皆亡佚不存，具体内容已无从查考。比此更早的方书，据记载还有东晋时范汪所撰的《范汪方》、晋代托名华佗的《华氏中藏经》等，这些方书中也有关于骨伤科学方面的经验。

胡方，统指历史上其他民族的方药。据《隋书》载，出自南北朝时的胡方共有 12 册 125 余卷。其中最早的是托名宋武帝编的《杂戎狄方》一卷。后世方书引用较多的是源于印度的《龙树菩萨药方》和《耆婆所述仙人命论方》等。这些方书唐以后多失传，《备急千金要方》和《外台秘要》等引用的方药，多是中、外或汉、胡合流的方药。胡方的主要贡献是在药物学方面，许多治伤药物确是传自海外和少数民族，对丰富骨伤科的内容具有积极的意义。

第二节　骨伤科临床医学的进步

从两晋至南北朝时期的医家和方书情况，可以反映出这一时期骨伤科学在临证实践方面出现了新面貌。医家辈出，临证方书非常丰富，而且几乎所有方书中都论及创伤和外科内容，创

NOTE

伤骨折和外科在整个医学发展中占有突出地位，也反映了这一时期长期战乱的时代特点。

一、创伤急救及对内伤的诊治

《肘后备急方》对创伤危重症的诊断、预后及救治措施都提出了十分宝贵的认识和经验。葛洪比较早，也比较系统地描写了颅脑损伤和外伤可导致大出血致死的部位，也提出了比较科学的诊断、预后和处理措施。如《外台秘要·卷二十九》中引《肘后备急方》记载："凡金疮伤天窗、眉角、脑户、臂里跳脉、髀内阴股、两乳上下、心、鸠尾、小腹及五脏六腑，此皆是死处，不可疗也。"这一段为对致死部位的论述，虽未道出具体原因和机制，但从现代研究结果可证明其认识是合乎实际的。其中颅脑损伤、动脉损伤及胸腔脏器损伤确是危及生命的损伤，因此，这一认识后世几乎都一直沿用。葛洪在《肘后备急方》中曰："又破脑出血而不能言语，戴眼直视，咽中沸声，口急唾出，两手妄举，亦皆死候，不可疗。若脑出而无诸候者可疗。"这一段描述的是脑干损伤或颅内血肿造成的脑疝形成和一般性颅脑损伤，并指出前者预后不良，而后者是能够医治的，这一认识具有相当的准确性和科学性。在《肘后备急方》中记载有："疗猝从高坠下，瘀血抢心，面青，短气欲死方。取胡粉一钱匕，和水服之，即差。""又方：煮大豆或小豆，令熟，饮汁数升，和酒服之，弥佳。"说明从高处坠下，由于外力的作用，而造成内损，致瘀血攻心，可危及人体生命。葛氏的治疗方法颇多，有一定的临床参考价值。对上述创伤重症的处理，葛洪也提出了较为实际有效的措施，首先认为患者伤后宜安静，避免活动和情绪波动，对大出血者，要禁食水和刺激性食物，否则会血出不止，甚或造成伤口感染。

在药物治疗方面，葛洪主张用生地黄汁或茅根汁、饴糖或大豆、赤小豆煮汁服数升，以之治疗失血过多烦渴之证；用酒冲服琥珀、蒲黄粉镇惊活血，以救治瘀血攻心。《深师方》则以地黄、川芎、白芍、当归身、桂枝、生姜内服以补血活血；《刘涓子鬼遗方》治金疮大渴、烦闷，用瞿麦散、内补当归散。

对于内伤，中医骨伤科历来都十分重视。两晋至南北朝时期，普遍的认识是，创伤而致内伤，原因是跌仆坠堕，病机重在血瘀。在《深师方》和《刘涓子鬼遗方》等书中都有"内伤"的诊断病名，如《中藏经》曰："病坠损，内伤，脉小弱者死。"《深师方》曰："高坠下伤内，血在腹聚不出。"对内伤的治疗重在活血化瘀。如《深师方》创制桃枝汤，以桃枝、芒硝、大黄、当归、甘草、桂心、虻虫、水蛭、桃仁组方治内伤瘀血。《刘涓子鬼遗方》以蛇衔、当归、川芎、白芷、泽兰、乌头等治疗金疮、内伤。其他方书中，虽各载有不同方药，但对内伤，多施以活血化瘀之法。

在《刘涓子鬼遗方》中记载"治金疮中筋骨，续断散方"，方中配伍川芎、干地黄、蛇衔、当归、肉苁蓉、续断、附子、人参、细辛和白芷等药，"捣筛，理令匀，调温酒服之方寸匕，日三服，夜一服"。该方具有止漏活血、养肾气、续筋骨的功效。在当时战乱频仍的年代，对治疗金疮痈疽、骨折外伤起到了十分重要的作用。

对开放性创伤，这一时期重视了早期处理伤口，以防化脓肿痛。对伤口化脓，葛洪认为是"毒气"或异物进入伤口所致。据此，他主张以药物煎水或盐水冲洗伤口，然后敷以"神黄膏"之类药物。葛洪还制有常备药物，如续断膏和冶葛蛇衔膏。用这些药物外敷伤口，不仅止血止痛，而且"不生脓汁"。他还主张用石灰敷裹伤口，既止痛，又速愈。葛洪这种对伤口化脓的认识和防治措施，具有很高的科学价值和实用价值，且达到了相当水平。

二、对骨折脱位的诊治

晋代，人们已认识到了骨、关节损伤有骨折、关节脱位和开放性创伤三大类。葛洪认识到了骨折有粉碎性骨折的类型，并认为骨折都有"伤筋"和骨折移位"蹉跌"等并发症。

（一）骨折与脱位的整复和固定

骨折和关节脱位的整复固定技术始于晋代，葛洪是最早应用手法整复和夹板固定技术治疗骨折和脱位的。他首先报告了"口内整复法"复位颞颌关节脱位。《医心方》具体记述如下："治卒欠颌车（颊车）蹉张口不得还方：令人两手牵其头已，暂推之，急出大指，或咋伤也。"此法以手指放入患者口中，牵引下颌骨治疗颞颌关节脱位，方法简单实用，至今仍用于临证（图 3-2）。对于骨折，葛洪首次推荐了竹板外固定法，从而开启了骨伤科小夹板外固定的历史。《外台秘要》引《肘后备急方》具体记载如下："疗腕折、四肢破碎及筋伤蹉跌方：烂捣生地黄熬之，以裹折伤处，以竹片夹裹之，令遍病上，急缚，勿令转动。一日可十易，三日则瘥。又方：取生栝楼根捣之，以涂损上，以重布裹之，热除痛止。"可以看出，葛洪既重视内治法，更重视外治法，而且方法颇多。

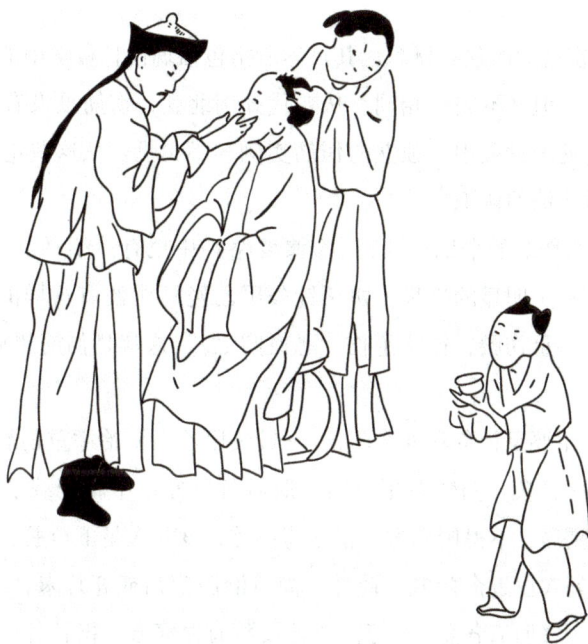

图 3-2　口内整复法复位颞颌关节脱位（原载于《伤科汇纂》，临摹）

葛洪对骨折的处理大法是先外敷药，然后施夹板外固定，这一方法在以后 1000 多年的中医骨伤科学历史上一直沿用和发展着。因此，在骨折脱位的治疗技术方面，葛洪作出了开创性贡献。

对于骨折的复位，在南北朝时期还应用了切开复位法，《小品方》中就记载了这方面的内容。如："若有聚血在折上，以刀破去之。"另据《北史·长孙冀归传》载："子彦少常坠马折臂，肘上骨起寸余，乃命开肉锯骨，流血数升，言戏自若，时以为逾关羽。"这是对骨折扩创复位手术的记载。这一时期，虽然整复固定技术已经应用于临床，但属初创时期，经验尚不丰富。

NOTE

（二）创伤的方药疗法

骨伤科的治疗除整复固定外，药物治疗也占有十分重要的地位。从晋代到南北朝时期，对创伤（包括骨折和脱位）的方药疗法已有丰富的内容。这一时期的方药疗法特点是重在理气活血，接骨续筋，其用药原则符合创伤的病机本质。如葛洪主张烂捣生地黄外敷骨折损伤处，而《神农本草经》就载有地黄主"折跌绝筋"，他还主张捣生栝楼根外敷。其他如北魏时许澄在《新录方》（已佚）中介绍了用苏木或接骨木内服治损伤。其他方药如蒲黄散、桃枝汤也被广泛用于治伤，这些方药的主要功效便是活血化瘀。至于接骨续筋的药物，葛洪应用了续断、地黄，《小品方》记载了以蟹头中脑及足中肉髓敷创口之中续筋，以舂大豆、猪膏和涂于伤处治骨折等。除此之外，《抱朴子·内篇》中还记载了葛洪应用蛇衔膏外敷使断指再植成功的事例。如果属实，则是葛洪对中医骨伤科又一大贡献。葛洪创用杵乌鸡和酒外敷伤折之处的接骨之法，至今民间仍在应用，且颇有疗效。

总之，在创伤骨折的治疗上，不论是整复固定还是方药疗法，都为后世树立了先例，在此基础上，骨伤科才有了今日的不断完善和发展。

三、对筋伤病的认识和治疗

"伤筋"是中医骨伤科学的独有概念，其具体所指包括现代骨科学中的很多内容，大致相当于现代软组织损伤概念，但又不完全相同。从晋代到南北朝，伤筋虽没有作为独立证候给予系统论述，但在临证实际处理过程中，独立的伤筋实例却不少见。从这些论述和实际治疗中，我们便不难看出此时期对伤筋的认识。

《黄帝内经》中已有伤筋的个别记载，《金匮要略》中也有治坠马及一切筋骨损伤的实践，到晋代对伤筋的认识则有了明显的进步。如《针灸甲乙经》中便有这样的记载："腰痛得俯不得仰，仰则恐仆，得之举重伤腰，衡络绝伤，恶血归之。"这就是伤筋腰痛，病因为用力过度，病机为瘀血。

关于伤筋的治疗，主要是针灸和外涂药物。《针灸甲乙经》治举重伤筋腰痛，主张针刺殷门穴。《肘后备急方》主张针灸、药物兼用。如《肘后备急方》中就记载了一系列伤筋腰痛的治疗方法。其云："治卒腰痛，不得俯仰方：正立倚小竹，度其人足下至脐，断竹，及以度后当脊中，灸竹上头处。"此处穴位近命门穴。此外，尚可酒服鹿角或鹿茸末，或酒服桂枝、牡丹皮、附子捣末，或服鳖甲末。《肘后备急方》云："治反腰有血痛方：捣杜仲三升许，以苦酒和涂痛上，干复涂，并灸足踵白肉际，三壮。"这是外搓药酒和灸法兼用。其他尚有"治胁痛如打方""梅师方""治卒腰痛暂转不得方"等。

"腰腿痛"是中老年人的常见病、多发病，中医古籍中关于腰腿痛的描述很多，有"腰痛""腰股痛""腰腿痛""腰脊痛"等不同病名。在《肘后备急方》《小品方》《集验方》中也有很多关于腰痛的论述，其中的一些方剂也颇有参考价值。

《肘后备急方》云："治诸腰痛，或肾虚冷，腰疼痛，阴痿方：干漆熬烟绝，巴戟天去心、杜仲、牛膝各十二分，桂心、狗脊、独活各八分，五加皮、山茱萸、干薯蓣各十分，防风六分，附子四分，炼蜜丸如梧子大，空腹酒下二十丸。日再加减，以知为度也，大效。"又云："治腰中常冷如带钱方：甘草、干姜各二两，茯苓、术各四两，水五升，煮取三升，分为三服。"

另外，还有："大豆半升，熬令焦，好酒一升，煮之令沸，熟饮取醉。又方，芫花、菊花等分，踯躅花半斤，布囊贮，蒸令热，以熨痛处，冷复易之。又方，去穷骨上一寸，灸七壮，其左右一寸，又灸七壮。"腰胁痛是多发性痼疾，或不得俯仰，或行动不便，或疼痛如打。"治卒腰痛诸方"部分收有各种医方，针对各种不同症状，治则多样，或内服药物，或艾灸穴位，或药熨痛处等，颇受患者欢迎。

《集验方》记载"治腰痛方"，用独活汤方治疗风湿腰痛，并配合腰痛熨法，以菊花、芫花、羊踯躅三味药，"以醋拌令湿润，分为两剂，纳二布囊中，蒸之，如炊一斗米许顷，适寒温，隔衣熨之，冷即易，熨痛处即瘥"。此外，还有秦艽散治"风冷虚劳，腰脚疼痛诸病"等，亦可供临证参考。

《小品方》中还载有治疗妇人妊娠腰痛方："治妊娠腰痛如折方：大豆三升，以酒三升，煎取二升，服之。"用干地黄、白术、干漆、桂心、甘草五味药，"以酒服方寸匕，日三"，治疗"腰痛及积年痛"；用牡丹皮、萆薢、白术、桂心治疗肾虚腰痛，提出忌食生葱、胡荽、桃李、雀肉之物。此外，还用灸法"灸腰目小邪，在尻上左右陷处是也"，对临证也具有一定的指导意义。

除上述对各种慢性筋骨病的描述外，许多医书还记载有关节痹痛等证，包括一些关节病。如《针灸甲乙经》云："胫苕苕痹，膝不能屈伸，不可以行……腰胁相引急痛，髀筋瘝，胫痛不可屈伸，痹不仁……肩臂颈痛，项急烦满，惊，五指掣不可屈伸。"很可能包括膝关节和脊柱退行性疾病等。

从上述可见，在晋代，骨伤科在实践中已经把慢性筋骨病作为独立证候进行治疗了，为后世认识慢性筋骨病积累了经验。

四、对骨病的诊治

对于骨病的诊断，两晋南北朝时已有多种病名，对骨病的鉴别也达到了一定水平，对多种骨病的症状描述已很准确，这一时期对骨病的认识已有了长足的进步，对骨病的治疗也总结了相当丰富的经验。

（一）诊断和鉴别

两晋至南北朝时，属于骨病范畴的病名概念已有多种，诸如"附骨疽""阴疽""石痈"等，并提出了与"贼风""瘰疬""肿瘤"的鉴别等内容。

附骨疽，《小品方》记载最为详细。"附骨疽，一名潋疽，以其无头附骨成脓故也。又名痈疽，以其广大竟体有脓故也。附骨急疽，与贼风实相似也。其附骨疽者，由人体盛有热，久当风冷入骨解中，风与热相搏，其始候，为欲眠、沉重、惚惚耳。急者热多风少，缓者风多热少。贼风者，其人体平无热，中暴风冷，则骨解深痛。附骨疽久者则肿见结脓，贼风久则枯瘁或结瘰疬，以此为异也。"这里既提出了附骨疽与贼风的鉴别，又提出了附骨疽有急、缓两种，并指出急、缓附骨疽的病机差异。《小品方》还具体描述了附骨急疽的表现："其痛处壮热，体中乍寒乍热"。这里所说的附骨疽和西医学所称的骨髓炎十分类似。

阴疽，《刘涓子鬼遗方》中记载较为详细，书中曰："阴疽，发髀若阴股，始发腰强内不能自止。"这里所描写的是发于髋关节的疽，其证候很像髋关节结核。除阴疽之外，《刘涓子鬼遗方》还描述了"筋疽"，其曰："筋疽，皆发两脊边大筋，其色苍，八日可刺（割）；若有脓在肌腹中，十日死。"这一描述类似西医学所称的脊柱结核。

石痈，是晋代的病名概念。早在《灵枢·痈疽》中就有"其状大痈……如坚实"的描写，而在《小品方》中对石痈的描写十分详细。其云："有石痈者，如微坚，皮核相亲，著而不赤，头不甚尖，微热，热渐自歇，便极坚如石，故谓石痈。难消，又不自熟，熟皆可百日中也。"这里所描写的实质上是骨组织的恶性肿痈，并且指出这种石痈的预后是十分恶劣的。《集验方》对石痈与瘰疬进行了鉴别，曰："又发痈坚如石，走皮中无根，瘰疬也……又发痈至坚而有根者，名为石痈。"这一鉴别是相当准确的，切中了石痈与瘰疬的证候特点。《集验方》中还对痈和瘤进行了鉴别，认为："发肿以渐知，长引日月，亦不大热，时时牵痛，瘤也非痈。"这种鉴别也基本符合肿瘤和痈疽的病程及发病特点。总之，两晋南北朝时对骨病的论述较多，大大丰富了骨病的诊断知识。

（二）治疗经验和方法

两晋南北朝时，对骨痈疽的治疗已运用了外消、内托、排脓、追蚀、生肌之法，初步形成了中医骨伤科对骨痈疽的独到治法。这一独到治法影响深远，是中医传统治疗学的重要内容之一。

外洗外敷方药是消散痈肿的传统方法。《肘后备急方》载有黄柏末、吴茱萸、生姜、蒜等外敷法，独蒜灸法和杨柳皮煮汤熨法；《深师方》载有石灰、湿桑灰、柞栎煮汤淋洗或外敷法；《小品方》载有甘草或芒硝煮水淋洗法，并首创著名方剂白麦饭石散酒敷法等。

《小品方》治附骨疽，初得时内服漏芦汤，热渐退余风未消时服五香连翘汤除大黄，余热未消外敷升麻膏，有脓者可施火针等。治疗附骨疽已形成规范程序，说明治疗经验已很成熟。

《刘涓子鬼遗方》载有次兑膏、五黄膏外敷，木占斯散内服消散排脓。治痈高而光大，不大熟，肉正平无尖而紫者，内服竹叶黄芪汤；痈熟可针刺排脓；痈欲着痂者，内服排脓内塞散；痈破败坏不差者，作猪蹄汤洗；痈坏有恶肉者，用猪蹄汤洗去秽，后敷食肉膏散；恶肉尽后，敷生肉膏散。这是一个消散排脓、追蚀生肌治疗痈的完整过程，反映出当时治疗痈疽已系统化。

《集验方》指出切开痈疽排脓，要在痈疽下方切口，以利引流。骨疽有恶肉者，用食恶肉药去之，亦可用温赤龙皮汤洗，敷白间茹散。

追蚀死骨恶肉方药还有《范汪方》的飞黄散、《刘涓子鬼遗方》的食恶肉方等。飞黄散实乃《治百病方》中的"大风方"加减而成。可见，追蚀方药的历史源远流长，南北朝时期此类方药已是洋洋大观了。

恶肉蚀尽当生肌收口，此时期生肌收口方药无论内服抑或外敷已有多种，对后世影响较大的是《范汪方》的生肌膏，它是在《治百病方》千金膏的基础上化裁而来的。

从两晋南北朝的诸方书内容看，这一时期对化脓性骨病的治疗已积累了十分丰富的方药，有多种成功的治法，其经验是相当成功的，这些都为后世骨伤科疾病的治疗奠定了十分重要的基础。

思考题

1. 简述《肘后备急方》的学术思想及其对骨伤科产生的影响。
2. 简述《刘涓子鬼遗方》的学术思想及其对骨伤科产生的影响。

第四章　骨伤科学的形成

隋唐至五代十国时期（581—960）

581 年，隋文帝杨坚统一了中国，建立了隋朝，结束了魏晋南北朝以来 300 多年的分裂局面。隋朝虽统一了中国，但时间不长，李渊在 618 年攻入长安，建立唐朝。唐代是中国历史上经济、社会、科技和文化发展繁荣昌盛的时期，在中国历史上具有重要的地位。907 年，唐代近300 年的统治结束了，中国又陷入了五代十国的混乱状态。历经后梁、后唐、后晋、后汉和后周的更替。960 年，赵匡胤建立宋朝，结束了五代十国的分裂局面，再次统一了中国大部分地区。

隋唐五代的历史共 380 年，其核心是唐。唐初，由于政策的进步，使生产力得到迅速恢复。政治的开明促进了经济、科技和文化事业的大发展，出现了历史上空前的繁荣局面。唐朝的对外战争，扩大了版图，促进了中外交流，形成了中国历史上少有的开放时期。当时的长安，既是国内的政治、经济和文化中心，又是国际贸易都市。由西北陆路出去的中国商人和由国外而来的"番商"，都以长安为集散中心。当时的广州成为海外贸易中心，洛阳和扬州则是国内商业中心。据《新唐书·食货志》载，唐贞观四年"米斗四五钱，外户不闭者数月，马牛被野，人行数千里不赍粮。民物蕃息，四夷降附者百二十万人"。这充分体现了初唐的强盛、安定和繁荣。

随着政治、经济的发展，科学文化事业也实现了历史性飞跃。医学在这一时期有了飞速发展，取得了突出成就，尤其医学的分科发展，各科趋向于专业化。诸如妇科、外科、骨伤科和五官科等，有了较具体内容，表现为临证医学达到了新水平。在医事制度和医学教育方面，国家设立了尚食局、尚药局和太医署等医药机构，负责医疗和医学教育，培养医学人才。因此，隋唐两代医学人才辈出，多种医学著作纷纷问世，中外医药交流逐渐频繁，形成了中医发展史上的重要高潮。这一时期，产生了中医骨伤科专家和中医骨伤科学专著，标志着中医骨伤科学的形成。

第一节　医事制度与医学教育

一、政府对医药事业的重视

（一）制定完备的医事制度

隋朝建立了尚食局、尚药局、药藏局和太医署等专门的医药机构，并对医药机构管理官员的编制及品级都有相应规定。据《隋书·百官志》记载："高祖受命置门下省统尚药局典御二

NOTE

人、侍御医直长各四人、医师四十人、太常统太医署令二人、丞一人，太医署有主药二人、医师二百人、药园师二人、医博士一人、助教二人、按摩博士二人（正五品）……直长贰之（正七品）。又有食医员尚药直长四人；又有侍御医师医佐员，太医又置医监五人，正十人；药藏局监丞各人，又侍医四人，典医成二人。"这套体制规定具体机构和人员编制情况，足以证明政府对医药的关心。唐代多沿袭隋制，但较隋朝有很大改进，编制层次有较大精简，职级品位比较分明。唐代地方医事制度也有所建树。《旧唐书·太宗本纪》载"（贞观三年）九月癸丑，诸州置医学"，明确了机构和人员。

（二）开创正规的医学教育

我国的医学教育虽创始于南北朝，到了隋唐两代才有了比较正规的医学教育。隋唐两代的医学教育机构为"太医署"，太医署同时还是医疗行政机构。唐代太医署在医学教育方面更为完善。太医署内设医、药两门类，医学门类中设医科、针科、按摩（含伤科）和咒禁四部分，而其医科中又再分体疗、疮肿、少小、耳目口齿和角法五个专业。可见，其专业科系划分设置已相当精细完备。药学门类中设有采药师、药园师和药园生等，设有一所药园，招收 16 岁以下青少年做药园生，学习药物栽培。在学制、课程和考试诸方面亦都相应规定。学制年限，不同专业有不同要求。体疗专业须学 7 年，少小专业须学 5 年，疮肿专业须学 5 年，耳目口齿科和角法专业学习 4 年。学习课程要求既学诸经，乃分业教习。即先学《素问》《神农本草经》《脉经》《针灸甲乙经》等基础课，然后再学习临床各科。考试要求有月考、季考和年考。月考由博士主持，季考由太医令主持，年终考由太常丞主考。不及格者给两年补考期限，再不及格，即行黜退。

（三）整理修撰医药书籍

隋唐时期，政府和诸多医官曾花费很大精力修撰医药书籍。由国家组织编写的医药书籍，在隋朝有《诸病源候论》，这是我国中医学史上最早的一部病源证候学专著。在唐朝，国家曾动员了全国力量编写了《新修本草》。该书开了本草新体裁的先例，成为国内外最早的国家药典，应用了 300 年。除政府组织编写的医药书籍之外，隋唐五代时期的许多医官和其他官员也都热心医药，撰写注释医药著作。杨上善的《黄帝内经太素》是最早分类注释《黄帝内经》的著作，唐宝应年间（762—763）任太仆令的王冰详细注释了《黄帝内经》的《素问》部分，对后世影响极大。五代后蜀人韩保升曾奉蜀主孟昶之命主纂《蜀本草》，内容相当丰富，多为后世本草所采录。

二、骨伤科学在医学教育中的地位

隋唐时期，包括骨伤科内容在内的按摩科成为医学教育的独立分科，获得了更大的发展空间，培养了专门人才。隋唐时期太医署的学习科目分医科、针科、按摩科（包括伤科）和咒禁科等四科。在医学教育的组织编制中，设有按摩博士 1 人负责教授学生，配医师 4 人、医士 16 人，他们除医疗任务外，也辅助博士的教学任务。《唐书·百官志》曰："按摩博士一人，按摩师四人，并以九品下，掌教导引之法以除八疾，损伤折跌者以法正之。"在教学上，按摩博士掌教按摩生以消息、导引之法，以除人八疾："一曰风，二曰寒，三曰暑，四曰湿，五曰饥，六曰饱，七曰劳，八曰逸。凡人肢、节、府、藏积而疾生，导而宣之，使内疾不留，外邪不入。若损伤折跌者，以法正之。"除了按摩科以外，疮疡（包括部分骨伤科学内容）是医科的五个专业之一，学习年限 5 年，这些都表明了骨伤科学在医学教育中的重要地位。

第二节　骨伤科学相关医学著作和骨伤科学专著

隋唐时期，富庶繁盛，经济文化空前繁荣，成为我国古代最为强盛的一段时期。此时期陆续出现许多医学专著，其中反映骨伤科诊断学与治疗学的内容不但在其他医书中体现出来，且诞生了现存的骨伤科第一部专著《仙授理伤续断秘方》，反映出骨伤科的临床诊断与治疗已初具规模，骨伤科学的雏形业已形成。

一、巢元方与《诸病源候论》

（一）作者简介及成书年代

巢元方，生活在隋唐时期，著名医家。隋朝大业中（605—616）任太医博士、太医令。《诸病源候论》又名《诸病源候总论》，是 610 年由国家组织太医博士巢元方等人集体编写而成的。

（二）学术思想及对骨伤科学的贡献

《诸病源候论》是我国第一部病源证候学的专著。全书 50 卷，分 67 门，载列证候 1720 条，分别论述了内、妇、儿和五官等科疾病的病因病机和证候等，诸证之末多附导引法，但不记载治疗方药，说明别有专书。其中论述金疮的证候有 23 种，除腕折（泛指骨折，亦有扭伤、挫伤的意思）证候外，还有痹痛、腰腿痛、痈、疽等证候的论述。该书在创伤感染的病因证候，开放性骨折的清创手术、分层缝合、异物清除和结扎血管止血等方面的论述，都达到了很高的水平。惋惜的是，《诸病源候论》中所记载的这些外科成就，在中医的后世发展中没有得到很好继承，其中的历史文化原因值得思考。

二、孙思邈与《备急千金要方》

（一）作者简介及成书年代

孙思邈，生年待考，诸说不一，卒于 682 年，为京兆华原人（今陕西省铜川市耀州区），唐代医学家。640 年，孙思邈完成《备急千金要方》。

（二）学术思想及对骨伤科学的贡献

《备急千金要方》是一部临证全书，载有各科理、法、方、药，代表了初唐水平。在骨伤科学方面，该书辑录了唐以前的方药和经验，也记载了他本人治疗内伤的经验。晚年孙思邈又编著《千金翼方》，书中载有丰富的痈疽诊治经验。

三、王焘与《外台秘要》

（一）作者简介及成书年代

王焘，生活于 8 世纪，陕西眉县人，唐代医学家。他在弘文馆任职 20 年期间，得见民间失传的古文书，分门别类，编成《外台秘要》。

（二）学术思想及对骨伤科学的贡献

《外台秘要》记载了唐代及唐以前的数十种医学著作，使唐以后失传了的著作赖此书的收集得知大概。本书共 40 卷，记述内、外、骨、妇、儿和五官各科病证，以及采药、制药、服石、腧穴和灸法等内容。其医论部分基本上是在《诸病源候论》的基础上阐述发展起来的，医方部分选《备急千金要方》最多，其余所选各书，有《古今录验》264 条、《医心方》143 条、《必效方》121 条、《广济方》216 条、《救急方》134 条等，这些方书中都记述有骨伤科学的内容。全书编为 1104 门，载方 6000 有余。此书先论后方，每条下必详注原书在某卷。引书注卷第，此种方法为王焘所首创，有相当高的参考价值。

四、蔺道人与《仙授理伤续断秘方》

（一）作者简介及成书年代

蔺道人，史书没有传记。蔺道人约生活于 700—845 年的中唐时期，"蔺"是一名头陀（道士），原籍长安，真实姓名不得知，故后人称"蔺道人"或"蔺道者"。《仙授理伤续断秘方》成书于中唐时期。

（二）学术思想与主要成就

《仙授理伤续断秘方》（图 4-1）是我国现存最早的一部具有很高科学价值的骨伤科专著，它反映了隋唐时期治疗骨伤科疾病的水平已较为先进。全书只存一卷，分为三节，托名"仙授"。首论"医治整理补接次第口诀"，次论"方论"，后"又治伤损方论"。全书论述内容有整骨手法和治疗方剂，并记载了伤损、关节脱臼、止血、手术复位、牵引、扩创、填塞和缝合等内容。《仙授理伤续断秘方》的学术思想源于《黄帝内经》和《难经》，以气血学说为立论依据，继承了《肘后备急方》《诸病源候论》《备急千金要方》《外台秘要》等骨伤科学方面的学术成就，阐述了骨折的正确复位、夹板固定、功能锻炼、内外药物治疗四大法。对于开放性骨折的处理，除了创口清理、填塞和缝合之外，还提出应采用煮药水冲洗伤口，皮破必用"绢片包之""不可见风着水"，这对减少感染起到了重要的作用。书中指出复位前首

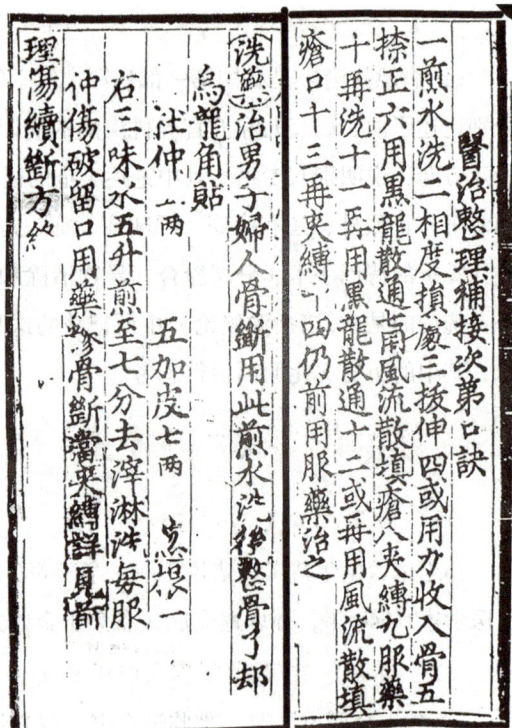

图 4-1　明洪武版《仙授理伤续断秘方》
（右侧为卷首，左侧为卷尾）

先要用手摸伤处，识别骨折移位情况，采用拔伸牵引、端挤提按等整骨手法；骨折复位后，将软垫加肢体上，然后用适合肢体外形的杉树皮或夹板固定；对固定与活动相结合的理论较前人有进一步发挥。文中指出："凡曲转，如手腕、脚凹、手指之类，要转动……时时为之方可。"书中还介绍了肩关节脱臼的治疗，应采用"椅背复位法"，以及前臂骨折、肋骨骨折和颅骨骨折的整复方法，并且首次记载了髋关节脱位有前、后两种类型。在整复骨折时，采用了麻醉。

该书还以主要的篇幅介绍了骨折损伤内外用药的经验，书中载方 40 余首，有洗、贴、掺、揸及内服诸法，内服方药基本上已有了内伤、外伤的划分雏形，为伤科用药奠定了理论基础。

总之，此书对后世骨伤科发展影响深远，可谓是骨伤科学的里程碑之作。

五、其他方书与民间医生的成就

隋唐时期曾出现有许多方书，但大部分都已亡佚，从其他医书记载中可知的重要方书有以下几种。

《古今录验》，隋唐时期医学家甄权（540—643）著。他还著有《脉经》（已佚）、《针灸明堂人形图》（已佚）、《本草音义》《本草药性》和《古今录验》等。《旧唐书·经籍志》曰："《古今录验》五十卷，甄权撰。"《古今录验》一书记载了创伤和骨病的诊断与治疗经验，部分反映了隋唐时期骨伤科的技术水平。

《必效方》，唐代医学家孟诜（约621—713）著，孟诜是汝州梁县（今河南临汝）人。撰有《食疗本草》《补养方》《必效方》（已佚）。《必效方》书目见于《旧唐书·经籍志》。《旧唐书·经籍志》曰："孟氏《必效方》十卷，孟诜撰。"该书记载有创伤骨病的治疗经验。

《救急方》，唐代医学家张文仲著，还著有《救急方》13卷。张氏对创伤治疗有一定经验，他用当归散治："一小儿，被车马所损，裂其膝，皮肉决其骨，即绝死。小苏，啼不可听闻。服之便眠。十数日便行走，其神验如此。"其次，《救急方》载录了用铜类药接骨："救急（救急十三方）疗骨折，接令如故，不限人畜也方，取钻锛铜错取末，仍捣。以绢筛，和少酒服之，亦可食物和服之。"这种用铜屑治骨折的方法，对后世有着深远的影响。

《传信方》，唐代著名文学家和哲学家刘禹锡（约770—842）著，他留意方书收集整理工作，著有《传信方》两卷。原著《传信方》（已佚），现行版本是近人依据宋以后文献收集而成。书中述及骨伤病的治疗经验，并应用热熨方法治伤止痛，文中曰："取葱新折者，煻火煨热剥皮，其间有涕，便将罨损处。仍多煨，续续易热者。"又可用稻秆烧灰加酒，盐淋洗伤痛。这种药水淋浴治伤痛的方法在唐代颇为流行，至今临床仍使用热敷方法治疗损伤后的疼痛。

隋唐时期已佚的有关方书还有许多，据史书记载，有《痈疽论方》《疗痈经》《疗三十痿方》《疗痈疽诸疮方》《疗痈疽要诀》《疮肿论》等。从这些方书可以看到骨伤科的发展情况，也反映了民间医生广泛应用各种方法治疗骨伤科疾病的面貌。

第三节　骨伤科学临床实践和理论的发展

隋唐五代时期，中医学在辨证论治方面迅速发展，同时也促进了创伤骨科临床实践和理论的提高，并形成了较系统的骨伤科诊断与治疗的理论学说。

一、创伤诊断学和治疗学的发展

（一）骨折脱位的诊断和治疗

1. 诊断学的创新　蔺道人把创伤称为"损伤"，把骨、关节损伤分为骨折和脱位，骨折又分为开放性和闭合性两类。他首次把骨折分为能用手法整复者和不能用手法整复者，即当今普遍认为的新鲜骨折和陈旧性骨折。他还首次描写了肩关节脱位和髋关节脱位，首次描述了髋关节脱位有前后二型，记载了颅骨骨折、肋骨骨折、胫腓骨双骨折、前臂骨折和指（趾）骨骨折。对骨折脱位的检查诊断，蔺道人首先总结了手摸心会的检查法，提出检查时，要伤肢和健肢相对比，注意局部畸形，并用手触摸骨折部位情况，看清移位方向等。强调"忖度"，即检查后思考骨折移位程度、方向和力量等。书中所说的"认损处"就是诊查局部情况，"揣摸""捻捺""相度骨缝""忖度便知大概"就是上述检查诊断的过程。对内伤强调辨证。这些对指导骨折脱位的整复和用药有着直接的意义。骨折脱位的分型分类和分期辨证的诊断为蔺道人首创，是对骨伤科的重要贡献。

2. 骨折脱位的六大疗法　隋唐时期，中医骨伤科已运用麻醉、清创、复位、固定、按摩和功能疗法，以及内外用药等六大疗法。清创前已述及，其他五法分述如下。

（1）麻醉法　全身麻醉技术据传为汉代华佗所创。两晋至南北朝时期，虽然也用了具有麻醉作用的药物止痛，但至今有文字记载的是，蔺道人最先在全身麻醉下整复骨折。药物的麻醉作用我国战国时期已有认识，汉以后经验日益丰富，所以到唐代麻醉技术已较为成熟。蔺道人认为，凡整骨都要先服麻醉药，《仙授理伤续断秘方》使用的药物和服法如下："用大乌头，刮去皮为细末，每服半钱，温酒调下。如未觉，再添二分药，酒下……又方：用乳香、没药各一两，别研，次用血竭、自然铜、无名异、醋煮黄木鳖子各一两，地龙二两，并为末，蜜丸如龙眼大，嚼烂，热酒咽下，俟了，用生葱嚼解。"

（2）复位法　分为闭合手法复位和切开手法复位。首先是闭合手法复位。巢元方对开放性骨折运用了整复。蔺道人进一步提出了"相度损处""拔伸""或用力收入骨""捺正"四大整骨手法。他还继承了巢元方的经验，治损伤重症，要善系缚，按摩导引会使血气流通，所以他又提出："凡捺正，要时时转动使活（活动关节）。"还要在捺正后，系缚前按摩导引，这是要求气血活动以利复原。此外，蔺氏还介绍了整复关节脱位的具体手法，如肩关节脱位的复位：靠背椅式复位法（图4-2）和髋关节脱位复位法。除闭合复位外，还有切开复位法，《仙授理伤续断秘方》中对此也有具体介绍："凡伤损重者，大概要拔伸捺正，或取开（切开）捺正。"

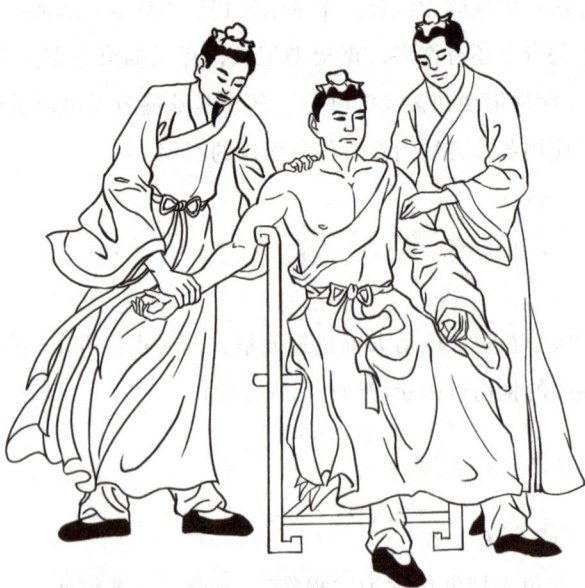

图4-2　蔺氏椅背法肩关节脱位复位法示意图（据文做画）

（3）固定法　葛洪的竹片固定法在隋唐时期已得到推广。唐代，固定材料多用杉树皮。蔺道人对杉树皮夹板从制作、包扎技术到具体运用都进行了说明，要求各夹板之间留一定距离，然后捆扎，夹缚时不超过关节，以免影响关节运动。他对贴膏药和换药都做了严格的规定。蔺道人总结了一些部位骨折的固定法，如股骨因肌肉力强，要用"苎麻绳夹缚"，这样固定力大；对关节部位，"要转动，用药贴，将绢片包之"，不用夹板，以保证运动；对肋骨骨折，"有伤损不可夹缚，只是捺平，令安贴平正，用黑龙散贴，绢缚；两胁骨亦如此"；对闭合性粉碎性骨折，要用密集的夹板固定，以保证碎骨片牢固，"凡平处（外关节部位）骨碎，皮不破，用药贴，用密夹缚"；对"指骨断，止用苎麻夹缚腿上"。这种根据部位不同，分别采取上肢悬吊、股骨强力夹缚、关节及肋骨包扎、指骨用桑皮等不同固定法，充分体现了中医古代骨折固定技术从一开始就贯穿着"动静结合"的观点，体现了自己独有的特色。

（4）按摩和功能疗法 隋唐时期，创伤骨折归按摩师主治，说明了骨折治疗与导引按摩的必然联系。《诸病源候论·金疮病诸候》曰："夫有瘀血者……其汤熨针石，别有正方；补养宣导，今附于后。"具体方法是"端坐生腰，举左手仰掌，以右手承右肋。以鼻内气，自极七息。除瘀血结气"。这是导引法治疗损伤瘀血。书中还指出伤折系缚后，须行按摩导引以恢复气血。《备急千金要方》介绍了按摩和导引法，称"老子按摩法"。对上下肢和腰背疾患都载有具体的方法。蔺道人注意固定后关节活动，他认为："凡曲转（关节）……将绢片包之，后时时运动。盖屈则得伸，得伸则不得屈，或屈或伸，时时为之方可。"这体现了一个重要的经验，就是固定时关节要在屈曲的功能位置，如果长期伸直固定，恢复后屈曲功能将受到影响。这是来源于长期医疗实践的宝贵经验，体现了古代劳动人民和医家的智慧。按摩导引有助于恢复功能，促进骨折痊愈，这也是中国骨伤科独到的疗法。

（5）内外用药法 隋唐时期医家继承了汉代以后的用药经验，并有新的发展，其显著特点是运用了铜类和虫类药物。其一，铜类接骨药的作用。《神农本草经》已记载铜类药可疗金创，《五十二病方》已有铜类药治金创的处方。张文仲《救急方》记录了用铜类药接骨："救急（救急十三方）疗骨折，接令如故，不限人畜也方，取钻铧铜错取末，仍捣。小绢筛，和，少酒服之，亦可食物和服之。"这一经验可能来自民间治牛马骨折经验。唐代已应用铜进行焊接，这为铜药接骨提供了类比依据。蔺道人在其著作中运用了自然铜内服接骨。他有一首"接骨药"，用鹦鸟骨烧存性，古铜钱一个煅醋淬七次为末，用酒调服，每次一钱。他认为"此方极验"。现代研究证明了铜在骨折修复过程中具有显著作用。其二，虫类药治伤。《五十二病方》已用了虻虫、䗪虫，《神农本草经》载有许多虫类药治金疮、恶创和瘀血，到唐代应用已很普遍。孙思邈推荐《小品方》以螃蟹接筋。《本草拾遗》认为螃蟹"能续断绝筋骨，去壳，同黄捣烂，微炒，纳入患处，筋即连也"。《仙授理伤续断秘方》也用过地龙接骨。虫类药多有较好的活血祛瘀作用，可见其临证有效性是可靠的。其三，这时的内服药法已采取了辨证施治原则，如"蔺氏七步治损法"已是较成熟的经验。其四，外用药法已成为传统。用药剂型有汤、散、膏、丹各种，方法有洗涤、贴敷和填塞等，药物种类涉及动物、植物和矿物各方面。外用药除具有局部消毒作用之外，还有追蚀死骨死肉、促进气血恢复的广泛效果。对骨伤科疾病，外用药的意义十分突出和重要。

（二）开放性创伤和开放性骨折的诊治

1. 辨证诊断的进步 隋唐时期，对开放性创伤的观察已较丰富，对各种开放性损伤的并发症也有了记载。《诸病源候论》和《备急千金要方》记载了阴囊撕破、睾丸脱出的现象，《诸病源候论》还记载了很多外伤并发症。"被金刃所伤……小腹，尿从疮出，如奔豚……诸疮如是者，多凶少愈"，这是金创合并膀胱破裂。尤其对创伤愈合后继发动脉出血的记叙和分析具体而生动。巢氏告诫此证不可轻易手术割破，否则可出血不止而死亡，这是很有见地的认识。即使在今天，输血条件不具备时，对此类并发症仍不可轻易手术，可见隋朝时对创伤治疗的经验已相当丰富了。对开放性创口和开放性骨折，《诸病源候论》列有"金疮初伤候""金疮伤筋断骨候""金疮成痈肿候""金疮久不瘥候"，这些分别为创伤早期并发症，或化脓感染期、慢性骨髓炎期，并且探讨了感染和不愈合的原因。这些诊断学知识的进步，促进了治疗学的发展，为治疗提供了依据。

2. 治疗方法的发展

（1）清创手术疗法　在前代经验的基础上，《诸病源候论》对创口感染五大原因的认识为清创手术奠定了理论基础。这部书提出了清创手术的四项原则：及早清创、清除异物、正确分层缝合、正确包扎。对开放性骨折施行清创复位缝合术是我国骨伤科的伟大成就，较世界其他国家要早 1000 余年（图 4 - 3）。

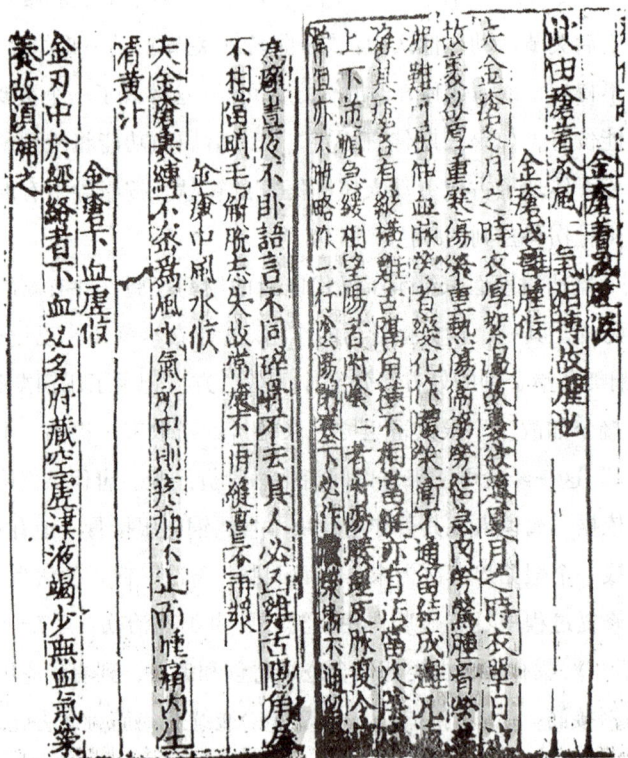

图 4 - 3　宋版《诸病源候论》中有关开放性骨折清创手术及筋缝合技术的原文

（2）洗涤法和固定法　这是隋唐期间使用较普遍的方法。洗涤伤口的常用物品是酒、盐水和药煎水。常用的药物有葱白、韭白、黄连、蒲公英、雄黄和地榆等。葛洪创制的续断膏和冶葛蛇衔膏也被常用。蔺道人提出对开放性骨折治疗十四法，其中包括洗涤伤口法，他规定："一煎水洗，二相度损处，三拔伸，四或用力收入骨，五捺正，六用黑龙散通，七用风流散填疮，八夹缚，九服药，十再洗，十一再用黑龙散通，十二或再用风流散填疮口，十三再夹缚，十四仍前用服药治之。"前九法是清创、复位、外固定法，后五法是换药法，他提出的煎水洗涤创口，更有利于避免和防止创口感染。

（3）感染创口治法　对感染创口，《近效方》和《救急方》应用诸如雄黄、杏仁、蒜外敷，以及用桑枝、生葱洗或敷局部创口。《备急千金要方》指出："凡金疮深，不用早合。若合则以滑石末粉则不合。"强调引流。还介绍以生桑白皮包创口，使汁流入创口内消毒。洗涤法也是治感染疮口的常用方法，蔺道人所介绍的山泉方、仙正散、乌龙角（接骨木）等，也是为了治疗感染创口。这时期所用的金疮生肌药，对后世影响较大的是《古今录验》的生肌散（当归、黄柏、甘草），蔺道人的桃红散（石膏、白矾、血竭、黄丹、松香、五倍子、粉霜、龙骨等），这些方药至明清时期仍为伤科诸书所推崇。

二、内伤病学与骨病学的发展

（一）内伤病学的进步

隋唐五代时期中医学辨证论治方面的迅速发展，促进了对内伤的诊断治疗。由于内伤主要是损伤气血、经络和脏腑，所以称为"伤损"或"内损"。巢氏在《诸病源候论》中载有"压连坠堕内损候"，并曰："此为人卒被重物压连，或从高坠下，致吐、下血，此伤五内故也。""五内"系指内脏而言。这是说明人突然被重物压挤或从高处坠下，以致发生吐血或下血，这是损伤内脏的缘故。隋唐时期，对内伤的诊断与治疗已十分明确，并把"内伤"与"内科"完全区别开来。同时，按损伤后造成内伤的不同病证进行辨证论治。

1. 瘀血上攻　创伤危重证候，在两晋和南北朝时期已有了辨证概念，并提出了具体治疗方法。如《广济方》应用苏合香丸救治损伤昏厥、瘀血攻心的危重证候。到了隋唐时期，孙思邈《备急千金要方》中"被打第三"亦曰："凡被打损，血闷抢心，气绝不能言，可擘开口，尿中令下咽即醒。又堕车落马及车辗木打已死者，以死人安着，以手袖掩其口鼻眼上，一食顷活，眼开，与热小便二升。"此法治疗创伤危重证候，多为后世所应用。此外，《外台秘要》载有隋前各家治疗损伤危重病症的治法和方药，如引《肘后备急方》《广济方》《范注方》等。同时，介绍了治内损以补血为主的方法。其方是四物汤去生地黄，加入黄芪、生姜、甘草组成，以达补气血之功效。然而，蔺道人在此基础上，则主张首先调气，继之补血。他说："凡伤重者，未服损药，先服气药，如匀气散之类。"又云："凡伤重先下此药调气。"这表明隋唐时期对创伤重症的救治，从应用苏合香丸的开窍，到采取调气、补血之法，都已被广泛运用到医疗实践之中。

2. 内伤脏腑　内伤脏腑的诊断，隋唐时期以腹满痛，或吐血、下血，或大小便不利为辨证依据，在治疗上分别用理气养血止血和攻下逐瘀的方法治疗。孙思邈在《千金翼方》中对"因损小便出血"，则应用生地黄汤，以养血止血之法。可见孙氏治疗内伤脏腑所出现的病变，是以症状为依据进行辨证论治的。蔺道人对内伤脏腑，主要用逐瘀和补血法治疗。他在《仙授理伤续断秘方》曰："如伤重者，第一用大承气汤，或小承气汤，或四物汤，通大小便，祛瘀血也。"又曰："凡伤重肠内有瘀血者用此。"这里是指应用四物汤而言，说明蔺氏对重症出血者，强调辨证论治，根据病变的不同情况，可采用攻下逐瘀或养血补血法治之。

3. 内伤经络　唐代高度总结以前用药经验，尤其对内伤经络气血，造成气血亏虚或气血瘀滞的病变，其治疗方法更为完善。蔺道人在治疗气血病变过程中，根据损伤气血的程度，分别采用七个步骤进行治疗，并列举了每步不同方药。《仙授理伤续断秘方》曰："如伤重者，第一用大承气汤，或小承气汤，或四物汤，通大小便，祛瘀血也……第二用黄末药，温酒调，不拘时，病在上食后服，在下空心服，遍身痛，临卧时服。第三服白末药，热酒调，其法同黄末服，妇人产后诸血疾并皆治之。第四服乌丸子，第五服红丸子，第六服麻丸子，用温酒吞下，妇人艾醋汤下，孕妇不可服。第七服活血丹、当归散、乳香散。"同时，对每一步都列举症状表现、病因病机。蔺氏的七步内治伤损法体现了中医学的整体观念和辨证论治精神，是自汉代以来用药物治疗内伤的经验总结。

（二）骨病诊断治疗学的发展

隋唐时期对骨痈疽、骨肿瘤的论述内容较前期丰富，如《诸病源候论》《备急千金要方》《千金翼方》《外台秘要》均列有痈疽专篇，并设有骨痈疽、石痈或肿瘤专论。

1. 骨病的诊断　隋唐五代时期发展了晋以前对痈疽病的分类。如《诸病源候论》对疽的分类较为详细，其中，按病变部位分成缓急之疽，按发病部位列为"肘疽候""疽发背候""附骨疽候"等。另外，把局部表现坚硬如石者称为"石疽"。对于"附骨疽"的诊断，《诸病源候论》论述了它的症状体征，说明了成年人"附骨疽"好发于大关节之间，如髋、膝、髂骨和臂等部位；儿童多发于肩、肘和背脊等处。成年人早期症状，是先觉局部疼痛，不能转动，用手按之，其痛应骨，渐次皮肉即觉紧急，漫肿无头，如肥胖之状。在小儿则先发觉有一肢体不能活动，或稍微运动拉抱时接触到病变关节，便喊叫疼痛。如果发病于成年人，则觉得局部麻痹痛，运动不便。巢氏还详细介绍了"石痈""恶疮""恶肉"的证候。孙思邈在《备急千金要方》中，首次把肿瘤分为瘿瘤、骨瘤、脂瘤、石瘤、脓瘤、血瘤或息肉等类型，并分述各种瘤的证候。这些内容都丰富了对骨病的认识和诊断。

2. 骨病的治疗　隋唐时期对骨痈疽、骨肿瘤的治疗，基本上是继承前人的方法，即外消、内托、排脓、追蚀、生肌等疗法，但在具体方药和治法方面有新的发展。对骨痈疽的治疗，孙思邈记载用龙骨粉制膏注疮中，或用大虾蟆、乱发和猪脂制成膏外用，或用白杨叶、芜青子、蜘蛛膜等外敷。同时，隋唐时期文献均尊重前期治疗石痈、瘤、恶肉的内容。《备急千金要方》介绍用《小品方》的"白麦饭石散"外敷治石痈，还可采用桑根或莨菪子、蛇蜕皮治石痈。《外台秘要》还载录《集验方》治石痈法，其曰："疗之法，当服酒，非酒即药势不宣，但当稍饮取令相得而散便止。凡痈肿有肥人用贴宜栝楼根，和平宜赤小豆贴方。"指出石痈治疗还可应用内托外消之法。另外，痈疽治疗时，禁用针割之法，曰："若坚疽积久……灸刺破疗，必暴剧不可救。"又曰："血瘤、鼠乳、石痈……皆不可就针角，针角少不及祸也。"由此可见，古人认为对石痈、石疽或血瘤，在治疗时不可用"灸刺破疗"及针角之法，否则会导致死亡。孙思邈《备急千金要方》对瘤病的治疗，应用"陷肿散"外敷内服。书中曰："治二三十年瘿瘤及骨瘤、脂瘤、石瘤、肉瘤、脓瘤、血瘤或息肉。"《外台秘要》也介绍"神效灰煎方"外洗治瘤。这些治法、方药、禁忌证都是前人经验之总结。

三、筋伤病辨证论治的形成

隋唐时期，由于病因学、诊断学的发展，尤其是《诸病源候论》有关病因病机理论的发展，筋骨痹和腰腿痛的辨证论治都有较大进步，形成筋骨痹、腰腿痛辨证论治理论体系。

（一）辨证求因的诊断法

1. 筋骨痹的病因诊断　巢元方认为，痹的发生是经络先虚，风、寒、湿侵犯阳经所致。如《诸病源候论》说："此由体虚，腠理开，风邪在于筋故也……邪客关机，则使筋挛；邪客于足太阳之络，令人肩背拘急也；足厥阴之经也……其经络虚，遇风邪则伤于筋，使四肢拘挛，不得屈伸。"如果风邪重者，为风痹，严重者为历节风，寒邪重者为寒痹。而风湿痹，多因感受水湿雨雾之气。《诸病源候论》的论述基本上遵循《黄帝内经》的原则，指出风寒湿痹是阳经受邪，而血痹则是"由体虚，邪入于阴经故也"。

唐代孙思邈把痹证分属于"诸风"和"虚劳"两大类，以为历节痛，筋脉拘挛不能屈伸症状的痹证，是感受风邪为主；而一般的膝股冷痛，筋无力，屈伸不利，则是虚劳引起。

蔺道人强调了跌仆损伤骨折后瘀血不散，筋脉失养，是风寒湿邪最易侵犯的条件；或者劳损筋骨气血，也容易受邪。他认为，筋骨差爻，筋受损伤，或举动不能和"瘀血不散"等，都是"不得屈伸""痹不仁"偏废的主要原因。在病机上，既是气血亏耗于内，风寒湿热感受于外，营卫不通，筋脉失养，也是筋、肉、骨受损，丧失其功能而导致残疾。

在隋唐时期的一些论述中认为，痹痛一是劳伤气血不足，风寒湿邪引起；一是骨折脱位后瘀血不清，经络空虚外邪侵犯引起。这些辨证求因的论述及病因病机的认识，为治疗提供了依据。

2. 腰腿痛的病因诊断　隋唐时期关于腰腿痛的论述，《诸病源候论》最为详尽："凡腰痛有五，一曰少阴，少阴申也。七月万物阳气伤，是以腰痛。二曰风痹，风寒着腰，是以痛。三曰肾虚，役用伤肾，是以痛。四曰臀腰，坠堕伤腰，是以痛。五曰寝卧湿地，是以痛，其汤熨针石，别有正方。"这是病因分类的诊断方法。

《诸病源候论》在"虚劳病诸候"论述五劳七伤中，认为劳伤肾精，"强力举重，久坐湿地伤肾，肾伤少精，腰背痛，厥逆下冷"，还提出："肾弱髓虚，为风冷所搏故也。肾居下焦，主腰脚，其气荣润骨髓，今肾虚受风寒，故令膝冷也。久不已，则脚酸痛屈弱。"说明腰背、腰腿痛是先因肾虚，后感寒邪，外因经络之血运行，内郁肾阳之宣通，腰背足膝之气血运行受困而痛。孙思邈《备急千金要方》继承了《诸病源候论》五种腰痛的诊断方法，均以此为辨证纲领论治腰痛。

（二）补虚活血祛邪为主的治法

对于筋骨痹和腰腿痛的治疗，隋唐时期，主要是针灸、药熨、温浴及导引按摩方法和活血祛风湿、补肾调血方药内治，总体体现补虚、活血、祛邪的原则。

1. 针灸药熨温浴方法　孙思邈认为，"历节风著人……宜服诸汤，犹胜不治，但于痛处灸三七壮佳"。他还总结了针灸治疗痹证的经验："大理赵卿患风，腰脚不随，不能跪起行，针上髎一穴、环跳一穴、阳陵泉一穴、巨虚下廉一穴。凡针四穴即能跪起。"《诸病源候论》把针灸、药熨列为痹证的主要治疗手段，"其汤熨针石，别有正方"。孙思邈治半身不遂，用"蚕沙两石，熟蒸，分作直袋三枚。热盛一袋，着患处，如冷换热者，数易之。瘥后，须羊肚酿粳米、葱白、姜、椒、豉等，烂煮热吃，日食一具，十日止。按：此法熨痹证亦良"。蔺道人对跌仆损伤后瘀滞，风寒湿侵袭成痹证，主张汤浴，"于损处断处，及冷水风脚，筋脉拘急，不得屈伸，行步难苦，此药热熏，用被盖覆，候温淋洗"。

2. 导引按摩方法　隋唐时期，导引按摩盛行。《诸病源候论》不但论述痹证导引按摩治疗大法，还介绍了具体导引法，如"赤松子曰：偃卧，展两胫两手，足外踵，指相向，以鼻内气，自极七息。除两膝寒，胫骨疼，转筋""踑坐，伸腰，以两手引两踵，以鼻内气，自极七息，引两手布两膝头。除痹呕"。对腰背、腰腿痛的治疗，《诸病源候论》除运用"汤熨针石"外，特

NOTE

别主张用导引治疗。《诸病源候论·腰痛不得俯仰候》载:"长伸两脚,以两手捉足五指七遍。愈折腰不能低仰也。"这是对腰背肌锻炼的导引疗法和自我按摩治疗腰腿痛方法最详细的记载。

3. 活血祛风湿方药疗法　《外台秘要》特别介绍四物汤加附子治疗"风湿百节疼痛,不可屈伸"。深刻反映了人们对痹的治疗,以活血补血为主,祛风湿止疼痛为辅,"治风先治血,血行风自灭"也源自隋唐时期的医疗实践。酒能活血祛风,隋唐时期广泛应用了药酒治痹证。孙思邈对风湿痹证治疗,十分推崇葛洪松叶、松节的治疗经验。孙思邈说:"夫历节风著人,久不治者,令人骨节蹉跌,变成癞病,不可不知,古今已来,无问贵贱,往往苦之。此是风之毒害者也。治之虽有汤药,而并不及松膏、松节酒。"蔺道人则根据创伤后痹证的病因病理变化,治痹方剂以补血活血为主,佐以祛风湿,蔺氏治疗跌仆伤损或劳损引起的痹痛,重用首乌、乳香、没药、当归以补血活血定痛,佐以行气,祛风湿温经散寒,丰富了前人的经验,为后世治疗创伤和劳损痹痛奠定了理、法、方、药的基础。

4. 补肾调血方药疗法　蔺道人在《仙授理伤续断秘方》中论述了跌损后瘀血停积、经络不通、气血内耗、风寒湿邪外感,导致腰痛腿痛等痹证,并制订了补肝肾、活气血、祛风湿的方药治疗。《诸病源候论》认为腰痛病因除外伤外,肾气虚是腰痛的先决条件,采取了辨证求因论治,而选用补肾精、活血等方法治疗。孙思邈根据《诸病源候论》有五种病因腰痛的分类,收集制订了治疗的处方,如杜仲酒。《外台秘要》还专门列"腰胯痛"和"腰腿痛"的方药。

隋唐时期,对筋骨痹证和腰腿痛病因病理认识的进步,针灸药熨温浴、导引按摩、补肾调血方药疗法的运用,为后世的治疗既揭示了规律,也积累了丰富的经验。

思考题

1. 隋唐时期医事制度和医学教育取得了哪些发展?
2. 简述《诸病源候论》的学术思想及对骨伤科产生的影响。
3. 简述《仙授理伤续断秘方》对中医骨伤科发展的意义。
4. 简述隋唐时期筋骨痹、腰腿痛中医辨证论治的特点。

第五章　骨伤科学的发展

宋元时期（960—1368）

960 年，赵匡胤发动陈桥兵变，取代后周，先后平灭诸国，结束了五代十国的战乱局面，统一中国大部分地区，史称北宋。但是宋未彻底统一中国，北有辽国，东北有金。1120 年，宋金合兵灭辽，1125 年金侵宋，占领了长江以北，宋廷偏安江南，史称南宋。由此形成了南宋北金百余年对峙局面。1234 年，蒙古族即灭金，逐渐兴起，最终于 1279 年灭宋。宋、辽、金、元 400 多年间，各时期的政治经济文化发展差异很大，科技进步，儒学复兴，战争频发，文化交融，中外交流，学术争鸣，促进了骨伤科的繁荣兴盛。

宋代前期，社会经济上农业和手工业均较发达，科技上火药、指南针与活字印刷三大发明广泛使用，政治上发展文官统治，重视文人培养，儒学得到空前的复兴，很多儒生进入医界，开创儒士学医、行医之风，提高了医学界的文化素质。

辽、金、元虽均属少数民族，但民族医药学尚未形成完整体系，医药仍主要吸取汉族医药成果，兼收其他民族医药经验。同时，中外医学交流频繁，在金元时期，医界思想活跃，推崇革新，形成不同学派，各种学术思想主张互相争鸣，呈现出中国医学史上最丰富多彩的发展面貌。这些都有利于医药学的繁荣兴盛，加之战争造成伤科患者增多，政府重视和社会需求的刺激，使得中医骨伤科学在这一历史时期，无论基础理论还是临证诊疗都取得了重要成就。

第一节　宋元时期骨伤科学的发展

一、医事制度与医学教育

北宋重视医学的发展，建立了较为完善的医疗卫生机构，如设立翰林医官院掌管医政，设太医局实施医学教育。同时，政府积极组织古医籍校勘，编纂方书本草，发展医学教育。太医局学生分为大方脉科、风科、小方脉科、疮肿兼折伤、产科、眼科、口齿兼咽喉、针灸和金疮兼书禁九科专业学习，九科之中疮肿折伤合并设科，可见骨伤科内容已基本确立，只是没有在形式上纯粹独立出来。

金元基本沿袭宋代的医学建制，重视医学教育，元代将医学扩大为大方脉科、杂医科、小方脉科、风科、产科、眼科、口齿科、咽喉科、正骨科、金镞疮肿科、针灸科、祝由科和书禁科十三科，把正骨从金镞疮肿中分化出来，此时正骨手法和固定技术形成了比较成熟的规范，

NOTE

这是骨伤科重大进步的具体表现。

此外，宋、辽、金、元时期，国家长期未能统一，战争不断。尤其元代，蒙古兵善骑射，骨伤病激增，金创骨折在各科疾病中显著突出。战争的严峻局面，迫使统治者重视和支持骨伤科的研究。宋金元三朝皆有比较完备的军医组织和制度。靖康元年（1126），宋政府首先设立伤兵医院，称"医药院"，出榜招收伤兵。在这种伤兵医院里，骨伤科疾病最多，骨伤医生成为主要的医疗力量。元代曾设有三个阿拉伯医药机关，担任军队医疗任务。元政府还规定，派高水平医生看治伤员，并以验看病死军人多少考核医生，决定赏罚，还规定每五名病军，专拨一人为其煎煮汤药，扶持照料。1284年，元世祖下诏令各翼军队普设安乐堂，收治护理伤病军兵。

总之，宋元政府重视医药，医事制度和科系设置日趋完善，尤其正骨科独立分化和军医组织制度，为推动骨伤科的独立发展奠定了基础。由于政治纷争，战事不断，金创骨折在各科疾病中显著突出，这为总结骨伤病经验，发展骨伤科技术手法提供了客观条件和机会，最终促使宋元时期骨伤科的理论日趋系统，技术日益成熟，内外用药经验不断丰富，使骨伤科得到了长足的发展。

二、法医学的兴起

宋元朝廷对医药学的重视还表现在法医学的发展上。法医学是特殊的应用医学，中国早就有法医检验，这是维护社会法制所必需的，但直到宋代，我国法医检验制度才真正发展完善起来。

宋初的刑律《宋刑统》中包含有检验的规定，后来为进一步解决实际检验中的需要，宋朝廷便颁布了一系列有关检验的法令，对检验人员、检验官职责、检验的实施和验尸文件都有很详细的规定和说明。如明确规定有初检、复检、免检和报检制度，规定检验官要参与验尸。宋代为了保证检验记录准确，还颁发有一系列验尸文件。最早的是"验状"，把尸体分为四面，由头到脚记载各个部位有何伤损及其性质，最后指出致命伤与死因。《检验正背人形图》是我国最早的尸图，其用法是检验官司于伤损之处，依样朱红书画横斜曲直，令罪人共同观看所画图本，众无异词，然后著押。上述检验文件的颁发，不仅提高了检验质量，同时对正确认识人体形态结构亦有很大帮助。

宋代对重伤标准做了比较明确的规定："残疾：一目盲、两耳聋、手无二指、足无三指、手足无大拇指、秃疮无发、久漏下重、大瘿肿之类；废疾：痴哑、侏儒、腰脊折、一支废之类。笃疾：恶疾、癫狂、二支废、两目盲之类。"这些规定，除其法医意义之外，对正确认识创伤和提高创伤诊断水平也有实际意义。

宋代法医学的最高成就是宋慈所著的《洗冤集录》，这是我国最早的系统法医学专著，较西方最早的法医著作要早350余年，曾被译为多种文字传播于国外，从中可以看出本书的成就和影响。这本书是宋慈参考了前人著作，总结个人执法经验而著成的，全书分别论述了人体解剖、尸体检验（图5-1）、现场检查和死伤鉴定等内容。

元代对法医非常重视，规定儒吏考试程式，其中罪证的法律鉴定为必须精通的业务，其内容分为各种死亡的尸体变化，各种伤害的辨认，各种病残的确认和致死伤的物证鉴定等。

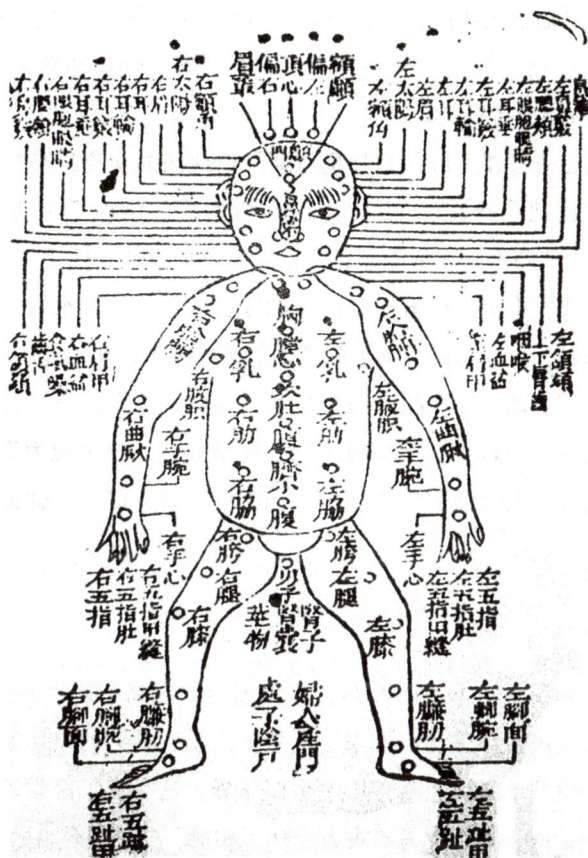

图 5－1　验尸图（选自《洗冤集录》）

宋元时期法医学的发展促进了骨伤科学的进步。首先，法医的尸体检验为人们观察人体的形态解剖结构提供了机会和条件。由于中国古代的封建礼教束缚，人体形态解剖理论薄弱，致使中医学许多概念脱离形态解剖基础，不具有形态结构意义。可是由于骨伤科临证中，无论是确定诊断还是整复固定，都要求医生充分掌握人体解剖结构知识的特殊性，脱离解剖学知识是难以发展的。所以，法医学的尸检实践，无疑在一定程度上补救了这一缺憾，这对丰富完善骨伤科的基本知识有着不容忽视的作用。其次，法医学对死亡原因的确定，对损伤种类和程度的检查，对致死部位的认识，对各种损伤表现的描述等，易于被骨伤科吸收，从而提高了骨伤科的临证诊断水平和预后的准确性。最后，法医学中对各种损伤的研究，许多内容甚至可在骨伤科中真正直接地应用，完全可以移植到骨伤科学术体系中来。如对皮下出血、骨折、刃伤的论述，本身就具有骨伤科的诊断学价值和作用。但是，受封建礼教反对尸体解剖历史局限，宋元法医的检验多属体表检验范畴，很少涉及内在器官的检验。那时的法医学从属于封建刑法，而封建刑法又是维护封建礼教的，对此，我们应该以历史的观点去认识，不可超越客观的历史条件而苛求于古人。

三、宋元时期中外医药交流对中医药学的影响

宋元时期，海陆交通发展，对外贸易发达，中外医药交流活动频繁，交流方式多样，这也是宋元政府重视医药学的表现之一。两宋时期中朝使节的往来最为频繁，宋皇帝先后赠送《太平圣惠方》《神医普救方》给朝鲜使节，朝鲜遣使来宋，赠送高丽参等贵重药材。此外，中越

NOTE

也往来频繁，越南药物不断输入我国，《开宝本草》已记有丁香、沉香、诃黎勒、苏方木和白茅香等越南药物。宋代在广州设置"市舶司"管理对外贸易，同时也吸收了阿拉伯的医药，如《本草图经》中就记载有胡薄荷等药物。

元代时，中外医药交流有新发展，尤其是与阿拉伯地区的交流，当时中国吸收了阿拉伯的医药，在京城设立了"回回药物院"，专门用回回药物治疗疾病，还翻译阿拉伯的医药书籍《回回药方》等，在《回回药方》中介绍了西方医学复位肩关节脱位的"手牵足蹬法"，补充了中医骨伤整复技术。元代在中国共设有三个阿拉伯医药机关，负责军队及贫民的医疗，阿拉伯医生参与中国的医疗活动，也给中医带来了阿拉伯的医疗技术，从而充实了中医学内容。

宋元时期的中外医药交流，存在战争与贸易通商并存、医人往来而又互有墨守理论、中医药影响扩大与外来药物融入的特点。中国吸收国外医学成就主要表现为香药、象牙、珍珠、龙脑等外国药物的大量输入，大大地丰富充实了中药学的内容，提高了临证疗效，扩大了中医的治疗范围。

四、金元四大家学术思想及对骨伤科学发展的影响

宋元时代，我国医学积累了丰富的经验，这为理论的提高和研究新问题准备了基本条件。同时，由于长期战乱和人民生活贫困，带来了严重的疾病，社会的迫切需要，也要求医学有新的发展。而且，宋代产生的革新思想直接影响着医学界，这孕育了医学理论大讨论的萌芽。在社会多重因素的作用下，医学界产生了"古方今病不相能""古方不能尽治今病"革新的呼声。于是形成了百家争鸣的局面，出现了医学史上的不同学派。

《四库全书总目》提出："儒之门户分于宋，医之门户分于金元。"而金元医家刘完素、张从正、李杲、朱震亨四人，他们在理论上各持一说，在实践上各有独特的临证经验，史称"金元四大家"。他们从辨证立法到遣方用药亦形成了各自的特点，对后世医学发展具有深远的影响，对当今骨伤科理论体系的形成和辨证论治的完善具有不可估量的指导作用。

（一）刘完素

1. 人物简介及著作　刘完素（约1110—1200），字守真，河北河间人。从25岁开始研究《黄帝内经素问》，直到60岁从未中断，学识渊博。他很有民族气节，曾受金章宗完颜璟三次招聘而不应，甘愿行医于民众中间，并且以其突出贡献在医学史上占有重要地位。著作很多，有《素问玄机原病式》《伤寒直格》《伤寒标本心法类萃》《宣明论方》《三消论》等。

2. 学术思想及对骨伤科影响　刘完素据《黄帝内经素问》病机十九条，阐明"六气过其皆能化火"的理论，故治法上多用寒凉药，创立寒凉派，对后世温病学说有所启发，为中医学各学派的创立奠定了良好的基础。刘氏在学术思想上敢于突破成说，对许多问题都有自己独到的分析论述。如《黄帝内经》曾说"诸寒收引"，他认为不可一概论之。在其《素问玄机原病式》中，论述了筋挛："夫燥之为病，血液衰少也，而又气血不能通畅，故病然也。或云：筋挛有力，则为实热；筋缓不收，则筋挛为寒，筋缓为热者，皆误也。凡治诸风方，通言主疗筋脉挛缓。岂分寒热虚实之异邪？但有微甚而已。故诸筋挛虽势恶而易愈也；诸筋缓者，难以平复。"刘完素的这些论点，在筋病的理论和治疗诸方面都提出了新的原则。金元时期，治疗筋病除以往的活血舒筋法之外，甘凉治血以舒筋活络的方药亦大行于骨伤科的实践之中，这与刘完素的学术主张具有一定的关系。

（二）张从正

1. 人物简介及著作　张从正（1156—1228），字子和，号戴人，河南考城（今河南商丘民权县）人。十余岁时承庭训，随父亲学医，博览医书，二十余岁悬壶应诊，中年即成一方名医，是一位具有革新精神的医家，曾被召到太医院任职四年，后辞归。著有《儒门事亲》一书。

2. 学术思想及对骨伤科影响　他突出的学术思想是力主汗、吐、下法攻邪治病，称攻下派。他认为病邪不论何因，均系外来，非人体所固有，所以一经致病，就要攻治，病去则止，反对迷信滋补。在理论和实践上他都极大地丰富了汗、吐、下三法的内容，扩大了三法的使用范围，总结出自己独到的诊治经验，在《儒门事亲》中，张从正概论了风、痹、痿、厥四证，他认为"风痹痿厥四证，本自不同，而近世不能辨，一概作风治之，下虚补之，此所以旷日弥年而不愈者也"，进而总结了他的治法为"仆尝用治伤寒汗吐下三法，移为治风痹痿厥之法，愈者多矣"。对痹证手足麻木不仁者，用郁金散吐之，吐讫，再以导水丸追经散泄之，泄讫，再以辛温之剂发散汗出。治金疮，他用风化石灰一斤，龙骨四两，下刺蓟菜等，先捣和成丸，干后研末贴敷疮口。对落马坠井外伤后的心恙，他主张用三圣散吐，如其人虚用独圣散吐，吐后再服安神定志之药。张氏学说对中医骨伤科的内伤、筋病等治疗也产生了一定的影响。对骨折的治疗注重内服外用结合，常用的内服方有接骨丹、接骨药、接骨散，接骨丹亦可外用。在内外兼治的同时，提出对骨折的固定要求"勒得紧慢得中"。"痛随利减"是张从正在骨科方药应用中的一大特点，对当今的骨伤临床工作具有一定的指导意义。不论行痹、痛痹、着痹均以通阳为主，阳气通，气血畅，痹自除，终不离汗、吐、下三法，这些方剂至今对临床仍有重要的指导意义。

（三）李杲

1. 人物简介及著作　李杲（1180—1251），字明之，晚号东垣，河北正定人。出生在书香门第，20 岁时，他母亲患病卧床不起，后因众医杂治而死，李杲痛悔自己不懂医而痛失生母，于是立志学医。师从张元素，经过数年的刻苦学习，成为一代医家大宗，其代表著作有《脾胃论》《内外伤辨惑论》《兰室秘藏》《医学发明》《东垣试效方》《活法机要》等。

2. 学术思想及对骨伤科影响　在理论上，李杲主张脾胃为元气之本，脾胃伤则元气衰，诸病由是而生，所以治疗疾病当补脾胃为主，他创立内伤学说，善于温补脾胃，称补土派。在治伤方面，李氏认为受伤后，"恶血必归于肝""不问何经之伤，必留于胁下"，所以他主张"以破血行经之药治之"。《医学发明》所载之复元活血汤就是治疗跌打坠损疼痛的名方。另外，对于骨折三期辨证治疗，调理脾胃在三期辨证中时刻都在指导着理法方药。在《活法机要》一书中，李氏把内伤瘀血高度概括为上、中、下三焦，指出伤损瘀血不散，"以上、中，下三焦分之，别其部位"。这些认识和辨证法对后来伤损的治疗都产生了深远影响。

（四）朱震亨

1. 人物简介及著作　朱震亨（1281—1358），字彦修，号丹溪，浙江义乌人。原为儒士，30 岁后改儒从医。在研习《黄帝内经素问》《难经》等经典著作的基础上，访求名医，受业于刘完素再传弟子罗知悌，成为融诸家之长为一身的一代名医。朱氏著作有《格致余论》《局方发挥》《丹溪心法》《金匮钩玄》《外科精要发挥》等。

2. 学术思想及对骨伤科影响　其学术思想为"相火论"和"阳常有余，阴常不足"学说，创阴虚相火病机学说。申明人体阴气、元精之重要，治疗上主张滋阴降火，后世称为"滋阴派"的创始人。在创伤治疗方面，《丹溪治法心要》中提出以苏木活血，用黄连降火，白术和中，以

NOTE

童便煎服。认为："在下者可下，但先须补托，后下瘀血；在上者宜饮韭汁，或和粥吃，忌饮冷水。""用接骨散接骨，如骨接后尚痛，方中去龙骨和赤石脂。""治颠伤骨折血暗者，以滑石六分，甘草一分为末，人参汤调饮，或用生姜、自然汁一盏，好米醋一盏，用独子肥皂角四个，敲破捣于姜汁、米醋之中，滤去粗，煎成膏药贴之。"治杖疮多以苦寒、甘凉、活血之药内服外用。此外，朱丹溪的滋阴降火、培元补肾学说，对骨伤科治疗伤损、腰痛及骨伤病恢复期各种证候也都有实际意义。

总之，金元各派医家对骨伤科发展的影响，一方面表现为大量新的方药应用于骨伤临证实践之中，更重要的是他们各自的学说对气血理论、脏腑学说等基础阐释发挥，进一步完善了中医理论体系，丰富了骨伤科学的理论基础，为骨伤科辨证施治拓宽了思路。

第二节　宋元时期骨伤科学有关的医学著作和医家概况

宋元期间是我国多元文化交流及医疗事业繁荣的时期，在宋元时期大量方书和外科著作都载有骨伤内容，许多医家对骨伤疾病也都有论述。

一、王怀隐、王祐与《太平圣惠方》

（一）作者简介及成书年代

王怀隐，宋州睢阳（今河南商丘）人。时太宗赵光义出平日所藏名方千首，又命翰林医官院征集各家传经验方达万余首，诏其与副使王祐、郑奇，医官陈昭遇四人参对编类，撰成《太平圣惠方》一百卷（982），淳化三年（992）刊成。

（二）学术思想及主要成就

《太平圣惠方》是宋代太医局官修的大型方书。全书 100 卷，分 1670 门，载方 16800 余首。其中"折伤"和"金疮"属骨伤科范畴，录方 311 首，除前代经验方外，也有不少唐末宋初的民间验方。记载了"淋熨""贴熁"疗法，载方 21 首。对骨折提出了"补筋骨，益精髓，通血脉"的治疗思想。对痈疽，论述了"五善七恶"的辨证方法，对后世很有影响。同时，对骨折提出了"补筋骨，益精髓，通血脉"的治疗思想；对痈疽，论述了"五善七恶"的辨证方法，对后世很有影响。这部书广泛论述了病证、病机、方剂、药物等，是一部具有理法方药内容丰

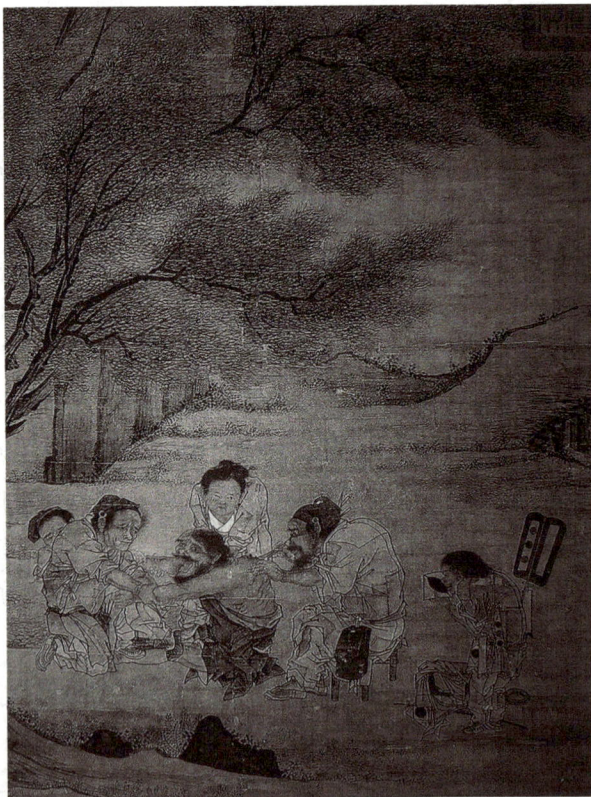

图 5-2　南宋李唐《村医图》

注：《村医图》，又名《灸艾图》，描述走方郎中为村民治病的情形，并敷贴膏药（右一手持膏药，后方牌子贴的备用膏药）

富的方书，很有临证应用价值。1046 年，曾经何希彭选其精要，辑为《圣惠选方》60 卷，作为医学教本应用了数百年，许多现代应用的著名方剂都出自该书（图 5 - 2）。

二、《圣济总录》和《太平惠民和剂局方》

（一）作者简介及成书年代

《圣济总录》由太医院编撰，《太平惠民和剂局方》由陈师文主撰，这两部著作均为宋政府组织人员官修的方书，分别成书于 1111 ~ 1117 年和 1107 ~ 1110 年间。

（二）学术思想及主要成就

《圣济总录》共 200 卷，分 66 门，各论中的每一门又有概论和分论，层次分明。其中"折伤门"属骨伤科内容。介绍了一些外固定法，强调了骨折脱位复位的重要性。治疗骨折的资料虽较零散，但内容较多，阐述病因病理，详述治法方药，是北宋时期搜方较多的医学全书。

《太平惠民和剂局方》将成药方剂分为诸风、伤寒、一切气、痰饮、诸虚、痼冷、积热、泻痢、眼目疾、咽喉口齿、杂病、疮肿、伤折、妇人诸疾及小儿诸疾共 14 门，方达 788 首，其中有许多名方，如至宝丹、牛黄清心丸、苏合香丸、紫雪丹、四物汤、逍遥散等，目前仍流传较广。卷之八《治杂病·治疮肿伤折》中载有很多当时全国通用的治伤方药。

三、宋慈与《洗冤集录》

（一）作者简介及成书年代

宋慈（1186—1249），出生于福建建阳，先后担任过各级提点刑狱等职务，在刑狱问题方面素持审慎态度和求实精神，他一方面刻苦研读医药著作，另一方面，认真总结前人的经验，以防止"狱情之失"和"定验之误"。宋慈对当时传世的尸伤检验著作加以综合、核定和提炼，并结合自己丰富的实践经验，于 1247 年完成了《洗冤集录》的撰写。

（二）学术思想及对骨伤科的影响

《洗冤集录》是世界第一部系统的法医学著作，在法医学、刑事侦查方面都对中国社会和世界产生了深远影响，记录了大量的典章制度、民情风俗等内容，不仅可以补史之阙，具有较高的文献价值，而且在制度史和社会史上都具有特别重要的学术价值。中外法医界普遍认为是宋慈于 1235 年开创了"法医鉴定学"，因此宋慈被尊为世界法医学鼻祖。

《洗冤集录》中有许多与骨伤科学关系相当密切的内容。如该书论述了骨伤科常见的钝器损伤，这类损伤中，主要是皮下出血。该书指出了皮下出血"肿而坚硬"，详细论述了皮下出血的形状、大小与凶器性状的关系，皮下出血的颜色变化等内容，对骨伤科诊断软组织损伤具有重要参考价值。同时，该书在骨质损伤的检查上有重要贡献。从解剖学上介绍了骨骼的名称与位置，指出了生前骨折的特征是"原被伤痕，血粘骨上，有干黑血为证""骨断处，其接续两头各有血晕色，再以有痕骨照日看，红活，乃是生前被打分明""若无血荫，纵有损折，乃死后痕"。书中还提出了受杖死、跌死、塌压死、牛马踏死、车轮轧死等特殊类型损伤，指出这类损伤中多发现瘀血、皮破、骨折、肠脏出。若有内损，则口眼耳鼻内有血出。这些内容对骨伤科具有直接的借鉴意义，对刀刃所伤的论述与骨伤科也有直接联系。

NOTE

四、李仲南与《永类钤方》

（一）作者简介及成书年代

李仲南生活于 13～14 世纪，栖碧山人士，有关作者生卒、生平，尚有待今后考证。其著作《永类钤方》于 1331 年刊行（一说 1333 年）。

（二）学术思想及对骨伤科的影响

《永类钤方》为一综合性方书，主要收载唐、宋时期某些医书内容，内容包括临床各科病证。在骨伤科方面具有比较高的成就，其"折伤门"宗蔺道人之学，录其有关骨折创伤的论述和方药，也总结有当时骨折治疗的一些新经验。对腰椎骨折，首创用过伸法复位，这对创伤骨科具有重要贡献。对其他部位如颈椎、踝关节、膝关节等骨折固定也都有具体论述，同时介绍了治伤方药。

五、危亦林与《世医得效方》

（一）作者简介及成书年代

危亦林（1227—1347），字达斋，江西南丰人。家世业医，其高祖专大方脉科，伯祖专妇人科及正骨金镞科，伯父专于眼科并疗瘰疾，父专小方脉科。其本人专外科及口腔和喉科，曾任"南丰州医学教授"。天历元年（1328），他觉得"方浩若沧海，卒由所索，目不能周"，于是将其祖传五世"鲑积古方，参之家传，昕夕弗怠，刻苦凡十稔，编次甫成，为十有九卷"，于1337 年编成《世医得效方》。全书共 20 卷，按元代十三科分类，该书于 1345 年刊行。

（二）学术思想及对骨伤科的影响

《世医得效方》制"草乌散"作麻醉药，翔实地记述了麻醉药物的使用方法。对于骨折、脱臼、跌打损伤、箭伤等整复治疗也有精辟的论述。同时，筛选了历代治伤方药，总结为"二十五味"，附以随证加减，对后世影响深远。最可贵的是，该书不仅继承了蔺道人的经验，而且骨折整复方法和固定技术及其用药都有进步和发明，有独特的创新。对胸腰椎骨折，首次应用悬吊复位法并获成功，这是骨伤科历史上的创举，比国外早 600 余年。《世医得效方》的骨伤科成就代表了金元时期中国骨伤科的发展水平，居于当时世界医学的前列。

六、《回回药方》

（一）作者简介及成书年代

《回回药方》既无作者署名，也无著作年代，书写是中文，部分药名是阿拉伯文。元代曾于大都（北京）太医院成立以回回医（阿拉伯医）为主的"回回药物院"，该书可能为回回医所编。

（二）学术思想及对骨伤科的影响

《回回药方》大部失传，仅遗残卷，其"折伤门"内容所载骨折脱位的治疗，是宗蔺道人之说，大部分内容是辑录《永类钤方》和《世医得效方》的有关部分。对肩关节脱位的治疗，既载有西方医学家希波克拉底的"手牵足蹬法"，也有危亦林的"杵撑坐凳法"，也有自己创新的"人捐法"。

七、其他外科专著的成就

（一）《卫济宝书》

据《宋史》记载，该书为东轩居士撰，作者为南宋时人，真实姓名无从考查。该书一卷于1170年传世。该书将痈疽分为"癌、瘭、疽、瘤、痈"五大症，均有图形，并将以前称为恶疮、恶肉的证候名为"癌"。书中对五大症的论治甚为精辟，尤以癌的诊治经验影响较大。

（二）《集验背疽方》

南宋李迅撰，成书于1195~1200年。该书以论治背疽为主，然其关于背疽的五大病因，即"天行一，瘦弱气滞二，怒气三，肾气虚四，饮冷酒、食炙煿物、服药热毒五"，后人多引述。另外，该书严格以八纲辨证治疗痈疽，也深为后人赞许。

（三）《外科精要》

南宋陈自明撰，成书于1263年，该书总结发展了前人经验，强调内外合参的辨证施治原则，为外科内外用药奠定了理论基础。

（四）《外科精义》

元代外科太医齐德之撰，成书于1335年。全书分上、下两卷，上卷为论述，下卷为方药。该书总结了宋元以来的外科精华，极力强调诊治疮肿痈疽要脉证合参，要坚持整体观念和辨证施治原则，对当时盛行的外科治法，诸如砭、镰、贴熁、溻渍、针刀、针烙、灸、内消、追蚀、托里、止痛等提出了明确的适应证。使用的外科器械已有刀、勾刀（镰）、针、线、钗、钳、镊等，并十分重视外科护理。书中选方有147首，多为作者验证筛选的处方。明以后诸家外科著作对此书多有引述，影响很大，《四库全书提要》称其"于疡科之中，最为善本"。

第三节　宋元时期骨伤科学的主要成就

一、解剖生理学的成就

宋元期间骨伤科学的长足发展，重要原因之一就是这一时期解剖生理学知识有了显著的进步。中医发展史上，由于封建思想的文化背景，形态解剖从未得到发展，但是宋元时期的解剖学却有重要进展，不但出现了几部解剖专著，而且许多方书及其他著作也多有解剖论述。《欧希范五脏图》和《存真图》为杜杞和一批医生及画师解剖欧希范等处死犯人后尸体解剖绘制而成，较详细地描述了内脏形态及解剖关系。沈括的《梦溪笔谈》也记载了解剖内容，并纠正了《欧希范五脏图》关于食管与气管的描述错误。书中写道："凡人饮食及服药既入肠为真气所蒸……随真气洞达肌骨……滓秽传入大肠，润湿渗入小肠，不复能变化，唯当退泄耳。凡所谓某物入肝，某药入肾之类，但气味到彼耳，凡质岂能到彼哉。"这里沈括第一次提出了消化道消化吸收排泄的机制，虽然朴素，但较前人已进步了许多。还曰："凡含血之物，肉差易长，其次筋难长，最后骨难长。故人自胚胎至成人，二十年骨髓方坚。"

《圣济总录》其"针灸门"中记录了长干骨和扁状骨骨髓多少，在"折伤门"提出了四肢的运动功能必须依靠筋骨肉的正常联系，明确提出了"联续缠固"的观念，认为："诸脉从肉，诸筋从骨……联续缠固，手所以能摄，足所以能步，凡厥运动，罔不顺从。若乃仓卒之际，坠堕倒仆，折伤蹉跌。"这对运动系统的生理论述比前人具体，对骨折脱位的诊治则具有普遍的指导意义。

对全身骨和关节结构观察最细、论述最多的是宋慈的《洗冤集录》。其中论述很准确，如："自项至腰共二十四腿（椎）骨，上有一个大腿骨。肩井及左右饭匙骨（肩胛骨）各一片。左右肋骨……各十二条，八条长，四条短。"从这段叙述中可以反映出宋慈对骨骼系统的描述基本是准确的，各骨关节的构造关系也比较清楚，说明此时骨关节的解剖学已达到一定水平。《世医得效方》中描写了关节结构，肘关节的结构是："此骨上段骨是臼，下段骨是杵，四边筋脉锁定。"髋关节的结构是："此处身上骨是臼，腿根是杵。"

二、麻醉学的进步

唐代已应用全身麻醉后整复，宋代对麻醉用药、服法都积累了新的经验，麻醉技术有了新的发展。麻醉技术的提高，对骨折、脱位的整复固定质量都是十分必要的。北宋时，窦材在其《扁鹊心书》中曰："睡圣散，服此即昏睡。"此方以山茄花（曼陀罗花）和火麻花为末，酒冲服。这是一个新的麻醉方剂，说明在麻醉技术方面有了新的经验。总的看来，宋元时期麻醉方法和药物的进步，对促进骨折脱位的复位技术的提高和发展都起到了一定的作用。元代危亦林吸取了唐代和宋代的麻醉经验，制"草乌散"作麻药，"治损伤骨节不归窠者，用此麻之，然后用手整顿"。草乌散的药物有木鳖子、川乌、草乌、坐拿草、皂角刺、茴香、木香、乌药、白芷、半夏、川芎、当归等，用酒调服。危亦林认为此方可以"麻倒不识痛，或用刀割开，或用剪剪去骨锋者，以手整顿骨节归原……或箭镞入骨不出，亦可用此麻之，或用铁钳拽出，或用凿凿开取出。后用盐汤或盐水与服，立醒"。如"服后麻不倒，可加蔓陀罗花及草乌各五钱……若其人如酒醉，即不可加药"，这里，对药物的性能及用药量都已掌握得很准确，对麻醉后的解除麻醉法也摸索到一些新的经验。还明确指出，老弱幼儿及出血过多者，要少量用药，且要慎用。

总的看来，宋元时期麻醉方法和药物的进步，对促进骨折脱位的复位技术的提高和发展都起到了一定的作用。

三、骨折与脱位的诊疗成就

由于宋元时期解剖生理学的进步及麻醉方法的不断完善，此时期的骨折、脱位，不论在诊断还是治疗方面，都取得了新的重要成就。

（一）骨折与脱位诊断学成就

在骨折脱位的总体诊断认识方面，最有概括性的是危亦林的总结。他将四肢骨折和关节脱位归纳为"六出臼，四折骨"。"六出臼"系指肩、肘、腕、髋、膝和踝六大关节脱位，"四折骨"系指肱骨、前臂骨、股骨和胫腓骨四大长干骨的骨折，这一概括确实切中了骨折脱位的多发部位。《世医得效方》中首先记载了脊柱屈曲型骨折，《永类钤方》中又记载了屈曲型胸腰椎骨折。危亦林强调诊断骨折时要触摸辨别骨折移位的方向，首次记载了肩关节有前上方脱位和盂下脱位两大类型，还指出足踝部骨折脱位有内翻和外翻两大类型，他说："凡脚板上交胻处（踝关节）出臼……自用手摸其骨节，或骨突出在内……或骨突向外。"对近关节部位的骨折或脱位合并骨折，危亦林也有一定认识。他所描写的肘、腕和踝关节部位的损伤，就包括这些部位的骨折脱位。当然，他在当时还未能明确鉴别这些近关节部位骨折和脱位，但是都丰富和发展了骨伤科诊断学。

（二）整复固定成就

宋元时期，对于骨折脱位的治疗，已认识到要恢复原来的解剖关系。《圣济总录》曰："坠堕倒仆，折伤蹉跌……究图疗治。小则消肿而伸挛，大则接筋而续骨。""凡坠跌仆，骨节闪脱，不得入臼，遂致蹉跌者，急须以手揣搦，复还枢纽。次用药调养，使骨正筋柔，荣卫气血不失常度。加以封裹膏摩，乃其法也。"《太平圣惠方》也强调"宜先须按摩，排正筋骨后，宜服（蒲黄散）止血止痛"。这是治疗骨折脱位的一般原则，在这一原则指导下，宋元医家的具体复位固定方法是很有创新的。

1. 切开复位法　由于麻醉技术的提高和外科器械的改进，切开复位技术有了新的发展。宋代随军医生已运用切开凿除死骨术治疗骨折。《医说》记载："道人詹志永……因习骑坠马，右胫折为三段，困顿且绝。军帅命舁归营医救，出败骨数寸，半年稍愈，扶杖缓行，骨空处骨皆再生。"危亦林也曾凿开骨骼，钳出入骨的箭镞；在骨折复位困难时，还切开剪去骨折端尖锐部分。这些方法也常用于开放性骨折的扩创复位。

2. 闭合复位法　宋代多用按摩揣捏和牵引等方法闭合复位，至元代危亦林，除运用蔺道人的五法外，还创造了"悬吊"复位技术。危亦林介绍了肩关节、肘关节等近关节部位骨折脱位的复位技术及髋关节、膝关节、足踝关节和脊柱骨折的复位方法。特别是首次介绍了胸腰椎骨折的悬吊复位法（图 5-3）。《世医得效方·正骨兼金镞科》载："背脊骨折法：凡剉脊骨，不可用手整顿，须用软绳从脚吊起，坠下身直（过伸）其骨使自归窠；未直未归窠，须要坠下，待其骨直归窠。"表明胸腰椎骨折是由于间接暴力引起的，不可以用手法整复（有进一步损伤脊髓的风险），而应该采取悬吊复位的方法恢复脊柱的生理曲线，促进骨折复位，避免整复过程中的脊髓损伤。这种复位方法和原理至今仍应用于临床，是世界医学史上的创举，较国外早了 400 余年。

此外，《永类钤方》也记载了"过伸复位法"复位胸腰椎骨折，提出伤者攀门板的头部方向要"垫高些"，然后再牵引及用手法复位。《回回药方》中也有相似记载（图 5-4）。

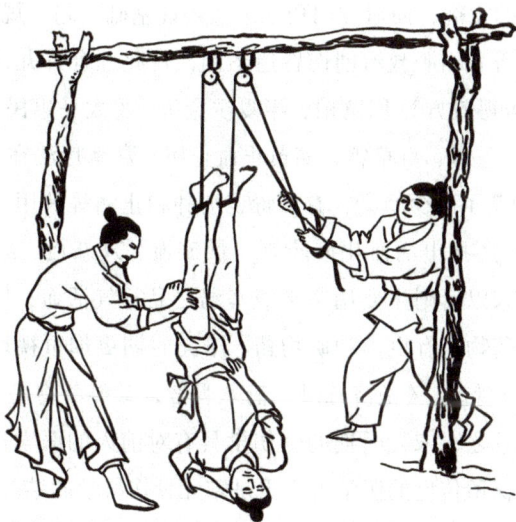

图 5-3　危氏悬吊法整复脊柱骨折与髋关节脱位（原载于《伤科汇纂》，临摹）

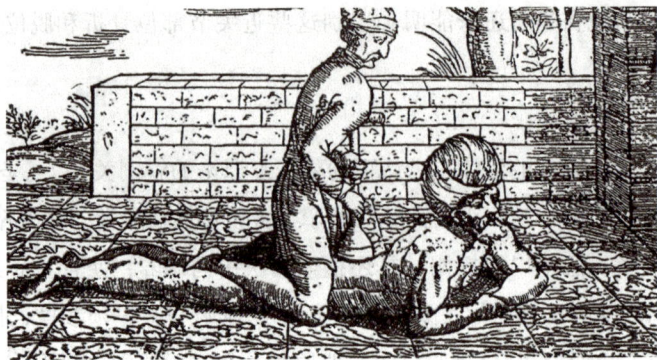

图 5 - 4   阿维森纳《医典》中阿拉伯医生在患者背部施加压力治疗脊柱骨折或脱臼

3. 固定器材与固定技术的进步   宋元医家承隋唐经验，固定材料除选用竹片、杉皮、杉板之外，还选用了柳枝材料。夹板有就地取材的特点，多质韧体轻且有弹性，并能塑形，适应外用药物和练功活动。《太平圣惠方》载："用米沙木篦子（杉木）、绵绳夹缚，夏月柳枝子五条夹缚。"《朱氏集验方》载："用水布帛裹罨伤处，用杉板夹缚。"《医方大成》也说："于跌处揣定骨入元，以杉木板子量大小，以纸衬于杉内……以绳缚定，夹外更以熟绢缠之，莫令骨动。"在夹板内，宋元各方书均强调以棉布、软物或桑白皮衬垫，避免压迫皮肤。可见，对固定夹板的使用已有丰富经验。除四肢骨折用夹板固定外，危亦林还发明了胸腰椎骨折的外固定法，介绍"然后用大桑皮一片，放在背皮上，杉树皮两三片，安在桑皮上，用软物缠夹定，莫令屈，用药治之"。这种保持脊柱生理曲度，避免屈曲的体位要求，是符合胸腰椎屈曲型骨折的固定原则的。

值得提出的是，宋元医家在固定上都主张动静结合，避免关节僵硬等骨折病的发生。强调固定后"不可放定"，要经常"拽屈拽直"，否则日后会"曲直不得"。

四、骨伤科用药和方剂学的发展

宋元时期，方书编撰空前繁盛，本草学和方剂学都有了长足的发展。《太平惠民和剂局方》收集和整理的大量宋以前的方剂，使遣方用药在灵活辨证基础上趋于规范化。在急救方面，《普济本事方》记载了以苏合香丸酒服救治创伤昏迷案例，自此苏合香丸遂成创伤昏迷要药。在创伤感染和出血方面，《世医得效方》用黄柏、半夏洗金疮，《太平惠民和剂局方》有花蕊石散，《世医得效方》用血见愁、苎麻、百草霜、蒲黄止血止痛。膏摩疗法在宋代也很盛行，《太平圣惠方》和《圣济总录》记载了不少摩膏，有消毒、消肿和止痛等效用，对促进组织恢复很有意义。同时，《太平圣惠方》还指出活血化瘀药有"散瘀血、理新血、续筋骨"的功能。唐代理气药多用辛热宣透之品，宋以后则主要用辛平或辛温之品行气活血，以消肿止痛。除上述药物外，宋元用于活血祛瘀的药物还有虫类和矿物药。宋元时期更加重视培元补肾方药在骨折中的应用，《太平圣惠方》有五骨散，《圣济总录》有八骨散，骨类药物是培元补督法之一种，对促进骨折愈合有明显作用。总之，宋元时期的骨伤学具有对前人的医学进行大量的高度总结，又有创新发展的时代特征，保留传世的医学著作更是宋元骨伤科学的结晶。

五、筋伤学的成就

宋至元代，对筋骨痛、腰腿痛的的认识，在病因病机和诊断上继承了《黄帝内经》至隋唐的气血瘀滞等观点，在治疗方法上也基本遵循针灸、药熨、导引、按摩和药物治疗的方法，但都有不同程度的进步。而且，宋元方剂学的崛起使药物疗法迅速发展，产生了大量治疗筋骨痹痛的方剂，这些方剂涵盖了内服和淋、浴、熨、摩、贴等外用药物。

（一）筋伤的病因病机

宋代筋伤病机继承《黄帝内经》痹痛"气血瘀滞"和"阴阳胜复之别"理论。金元四大家在痹痛病因病机的论述中，提出了湿热之邪为主要外邪，脾、肝、肾虚为内在因素，气滞血凝为主要病机的观点。根据这些论点，制订了行气通经、活血祛风、寒温并用、健脾利湿和调补肝肾等辨证论治的原则与方法，既继承了前人温经散寒止痛的大法，也根据新的认识提出了更趋向精细的辨证论治方法。

宋元时期，对于腰腿痛病因病机的认识，一是肾阳不足，精气衰微，筋脉失养；二是风、寒、湿、热邪流注经络，或外邪瘀血积聚，或寒甚化热化燥，或寒湿，或湿热，或痰饮积聚，痹阻经络，肾气不能宣通，沿经络运行部位产生疼痛，而致"腰似折，髀不可以回，腘如结，腨如别"，甚至偏枯废用。在辨证方面，张子和指出了下焦实热腰痛、肾虚腰痛、瘀血腰痛的辨证要点，较唐以前有所阐发，至今仍有临床参考价值。

（二）方药学的经验

1. 应用动物药物祛风湿、通经络　痹痛是感受风、寒、湿邪而致，因此，治风湿的药物应用自汉以后逐渐增多。宋初《太平圣惠方》治疗痹痛的方剂，在广泛应用祛风湿药物的同时，普遍运用动物药物，特别是蛇虫类动物，发挥其活血祛风湿和通经活络的功效。

2. 寒热兼用的行气活血法　自汉以后，调治气血是治痹的大法。唐以前治痹多用辛热活血，自刘河间主火学说出现，宋以后用药为之一变。刘河间在论中风的治疗时，主张寒热药并用，互相制约，以行气活血。辛热以散寒活血，助以行气利湿，佐以甘凉或苦寒以制辛的组方原则，是依据筋伤病因病机及经验实践的结晶。汉至唐，已重视运用活血祛风治疗痹痛，宋、元在活血的同时，强调了行气的学术观点，多用理气药物。朱丹溪对痹痛的治疗，遵循了治风活血理论。朱氏活血治风之说承前启后，后世治痹痛的方剂多有行气活血之药。宋、元治痹的方药较唐以前有进步，行气活血是主要配方原则，寒温兼用是方药特点。

3. 健脾利湿，调补肝肾法　重视健脾，调补肝肾，是宋元治痹痛方剂配伍用药的特点，其"行气以活血，活血以治风，健脾以利湿，补肝肾以扶正祛邪"等理论观点也是宋、元时期对痹痛治疗的成就。痹痛有湿邪，特别是痛有定处的痹证，湿邪更为主要。李东垣遵《黄帝内经》之旨意，强调痹痛治疗必须健脾化湿，调补脾胃。痹痛发生于筋、骨及关节。《黄帝内经》肾主骨、肝主筋的论点，提供了从肝肾治疗痹痛的依据。宋元时期，由于医学的发展，对一些痹痛的治疗更注重补肝肾。在调补肾肝的同时补气血，兼以活血祛风、止痛利湿散寒。

（三）外治法的发展

宋元时期针灸学有了很大的发展，是针灸学的全盛时期。治疗筋伤也广泛运用了针灸疗法，而且注重辨证运用针法和灸法。《圣济总录·治法》指出艾灸能温经散寒，正确运用灸法治疗寒湿痹痛，往往能取得比药物治疗更为迅速的效果。这一时期，在理论上阐发了药熨的作用。宋人称药熨为"熨引"，包含"温通血脉，引流凝滞"之意。《圣济总录》精辟地指出了熨引的作用，是药物性能通过火热以驱散外邪，温通气血凝滞，使拘急挛缩之筋得以舒伸，凝滞不通之痹得以"宣散"。用温热的药物敷贴痛处，叫"贴熁"。贴熁是宋代运用药熨的新方法。贴熁的方药也是依据治疗痹痛配方的原则，选用辛热止痛、活血祛风寒湿邪的药物，如敷药方等。洗浴是治痹痛的方法之一，又称"渍浴"。《圣济总录·治法》云："渍浴法，所以宣通形表，散发邪气。"因此，对外邪偏重的痹痛多以淋洗治疗。

宋代，按摩结合药物运用较多，借助按摩手法使药力的发挥较药熨更为充分，称为"膏摩"。宋、元时期广泛运用膏摩治疗腰痛，摩膏处方用药多是辛热辛香开窍、温经散寒、活血定痛的药物，也有运用具有局麻作用的乌头、附子等药，这些药物都有止痛、改善局部血液循环的作用。

六、骨病学的新发展

"骨病"一词，是西医学概念，它指的是由于感染、恶变及其他因素造成的骨质疏松、骨质软化、骨质破坏、骨质硬化、死骨等骨组织改变的一系列疾病，最常见的如骨髓炎、骨结核、骨肿瘤等。中医骨伤科虽无骨病概念，但对骨病的诊治却积累有独到的经验。

宋元医家承前代经验，一般还是把今天所说的骨病归属于痈疽范畴。对痈疽的诊断，《圣济总录》把痈疽分成气血虚寒证、实热败证、余毒未清正气已伤的逆证三类，《三因极一病证方论》把痈疽分为阴阳两类，《外科精义》提出疮疽可发于血脉、筋肉和骨髓，《卫济宝书》首先提出"癌"字，以上足以反映出对痈疽认识的深入和发展。

对痈疽的治疗，强调内外兼治，且内外治法都有新的进步。外治有"针、烙、角、纴、淋浴、贴熁"的"攻疗诸法"，各种疗法都规定有十分严格的适应证。痈宜针，疽宜烙，药纴和油捻子方法把溃腐和引流合而为一，成为中医治痈疽的传统，后世广为沿用。痈疽溃后，对尚存的死骨恶肉，这时期发明了很丰富的追蚀方药，如《三因极一病证方论》所载的蟾蜍膏等。在内治方面，宋元医家大大发展了内消和内托方药。内消药物以清热解毒为主，如仙方活命饮和白膏方等。内托药物则多以温热滋补、补气生血为主，如内托散方、排脓生肌散等。如上这些内外治法，对今天的诸多骨病都有确实的疗效，应该予以继承发扬。

思考题

1. 宋元时期医事制度与医学教育的特点有哪些？
2. 简述金元四大家学术思想及对骨伤科发展的影响。
3. 简述《洗冤集录》作者、学术思想及主要成就。
4. 简述《永类钤方》在骨伤科方面的主要成就。
5. 简述《回回药方》对中医骨伤科的影响。

第六章　骨伤科学的兴盛

明清时期（1368—1911）

1368 年，朱元璋灭元建明，定都南京。明代前期实行一些改良措施，生产和科学技术都有了很大进步。明后期社会矛盾激化，农民起义不绝，终致 1644 年李自成攻入北京，明政权被推翻。以清世祖福临为首的满洲贵族，攫取了农民革命胜利果实，建立了清朝。清代前期也采取了一些缓和政策，恢复发展了生产，但由于清王朝统治日益腐朽，闭关锁国，终使国力日衰，社会落后。1840 年鸦片战争以后，中国逐步沦为半殖民地半封建社会。

明清时期，科学技术和文化都取得了很大的成就，医学也有了重要的发展。明清时期是中国医学发展的全盛时期，也是中医骨伤科学发展的兴盛时期。这一时期骨伤科发展的显著特点是：专科特色越来越鲜明，出现很多专门从事骨伤科，而且在学术上有很高造诣的医学家。这些医学家撰写了大量的医学著作和骨伤科专著。他们不仅总结了前人的经验，而且不断提出新的理论，形成不同的学派。

大约在 14 世纪初开始的文艺复兴运动是欧洲文化与思想发展的重要时期。这一时期，欧洲新兴资产阶级兴起，封建制度开始崩溃。"欧洲国家进入一个富于活力的崭新时代"。新兴的资产阶级为了发展工商业，大力支持天文学、化学、物理学等科学技术的进步。尤其是物理学和化学的进步，为近代医学的发展做好了充分的知识和思维方式的准备。

1543 年，维萨里出版了划时代的著作《人体的构造》，驳正了盖伦的错误 200 余处，给予人们全新的人体解剖学知识，奠定了近代西方医学发展的基础（图 6-1）。继维萨里之后，解剖学又有了许多新发展，到 18 世纪，人体解剖学作为一门医学的基础课程，在欧洲国家已经日臻完备。17 世纪以后，血液循环的发现，显微镜的发明和在医学研究中的应用，新陈代谢研究等生理学的进步，以及物理学、化学和生物学的进步，打破了传统医学的一些理论，旧的学说面临着空前的挑战。

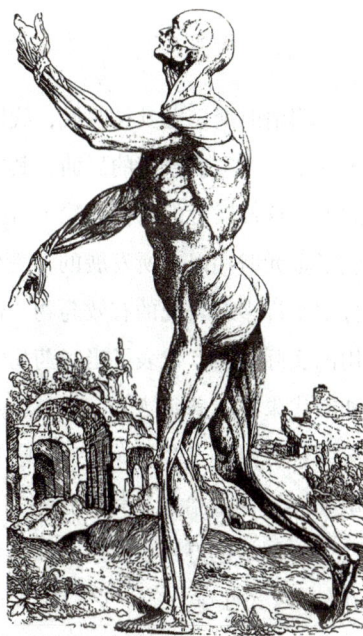

图 6-1　人的肌肉构造图
（选自《人体的构造》）

NOTE

第一节　医学各科的发展对骨伤科学的影响

一、医事制度与医学教育

明、清两代均设立太医院，医学教育均由太医院掌管。明初太医院分十三科，为大方脉、小方脉、妇人、疮疡、针灸、眼、口齿、接骨、伤寒、咽喉、金镞、按摩和祝由科。隆庆五年（1571），接骨、金镞改名为正骨科（正体科）、外科，这种改变和设置在一定程度上促进了骨伤科和外科的发展。明代地方医学教育则重于中央，1384 年，规定府、州、县设医学，监管医疗行政和医学教育。民间的医学教育主要是家传或师徒传授。明代的医院又有了进一步发展，据《明会要》记载，"安济坊""养济院"的设置很普遍，并且注意院址的选择。

在鸦片战争前，清代医事制度沿袭明制。清代初期，太医院设置在明代分科基础上增设痘疹科，取消了祝由科，按摩也不设专科，并将金镞分属于疮疡和正骨而为十一科。康熙年间，痘疹科归入小方脉，口齿、咽喉合二为一而成九科。嘉庆年间正骨科划出太医院，归"蒙古医生常兼充"而减为七科。道光二年（1822），废止针灸科。光绪年间又将伤寒、妇科并入大方脉。另有御药房，管理药物的采办、储存和配制等。地方也有医学，与明代基本相同，民间医学教育仍以家传与师徒传授为主。

清代的医院设置基本继承宋、明旧制，凡直省、州、县均设立养济院，私人捐款开办的医院和普济堂有很大发展，且受到清政府的支持与鼓励。普济堂立有规约，对医师、药房、护理人员的服务态度有具体严格的要求。

二、药物和方剂学的发展

明清时期，尤其是明代，我国医学最突出的成就是药物学和方剂学的发展。尤其是药物学出现了一个空前繁荣的局面，其突出代表是伟大医药学家李时珍的药物学巨著《本草纲目》的问世。这部巨著的问世，除了对我国 16 世纪以前的"本草之学"做了一次全面的总结外，还吸收了金元时期以来所发展的药理学说，如气味阴阳、升降浮沉、引经报使等。同时，还收载并肯定了许多新发现的有效药物，保存和介绍了许多过去医家在本草方面的理论和对具体药物应用的实际体会，代表了当时药物学最高水平和最大成就。当时还出版了很多药物学方面的书籍，如明代朱橚《普济方》，共 168 卷，收方达 61739 首，为我国历史上最大的一部方书。另外，还有明代陈嘉谟《本草蒙筌》、明代汪昂《本草备要》、明代吴其濬《植物名实图考》、明代赵学敏《本草纲目拾遗》等，这些书籍的出版，对当时及后世药物学的发展都有很大贡献。

方剂学也得到了发展。如《汤头歌诀》《医学心悟》《时方妙用》《医学三字经》《医学实在易》《药性赋》等。它们的共同特点就是对过去历史时期所采用的一些方剂进行了由博返约的筛选，对临床的疗效加以实践证明，采取一些方便记忆、易学易懂的形式表现出来，对于医学，尤其是对于方剂学的普及推广起到了重要的作用。

三、法医学的进步和解剖学的发展

法医学在明清时期也有突出的发展，有较多的法医学专著问世，内容多涉及人体解剖、创伤诊断、救治、检骨验伤和伤者死因的鉴别等。清代法医学的代表作是《律例馆校正洗冤录》，完成于康熙三十三年（1694）。该书问世后，清代就不再有单独著述的系统法医学书籍，而大都采取对该书加以补注、集证的形式出版。另外，道光丁未年（1847）刊行了我国历史上一套重要的法医学丛书《续增洗冤录辨证参考》，共六卷。第一至四卷是王又槐在嘉庆元年（1796）编辑的《洗冤录集证》，第五卷载李观澜于嘉庆元年编辑的《洗冤录补遗》《洗冤录备考》、道光壬辰年（1832）阮其新编辑的《检验杂说》《宝鉴篇》、道光丁酉年（1837）张锡蕃编辑的《石香秘录》，以及乾隆三十五年（1770）朝廷刑律馆颁行的《检骨图格》。第六卷辑于道光七年（1827），载有瞿中溶编辑的《洗冤录辨证》、郎锦麒的《检验合参》，以及道光十一年（1831）姚德豫著的《洗冤录解》。全书十篇有关检骨验伤和伤死鉴别、救治的论述，不仅是法医学的重要文献，也是解剖学的重要文献。书中不少有关创伤鉴别诊断和急救的知识，因此也涉及骨伤科的内容。其中关于骨骼解剖结构的知识，指导了骨伤的临证诊治。书中"检骨验伤"图解中的致死和不致死之说，对骨伤科疾病的预后判断具有重要意义。

四、外科学的发展

明清时期的外科学较以前各个历史时期都发达。较有影响的外科学家是陈实功（1555—1636），他结合自己丰富的临床经验，搜集了唐至明代以前历代外科的有效方药，编成《外科正宗》四卷。该书是"合外科诸证，分门逐类，统以论，系以歌，淆以法，则微至疥癣，亦所不遗"的外科著作。其次，薛己在外科学的发展方面也作出了很大贡献。陈实功主张使用截肢术治疗肢体坏死，对久不愈合的创口，主张去除死骨。另外，对一些骨伤科常用手法也有论述，对外科伤病内治法的辨证施治原则详加论述，并附有典型案例。

薛己的成就在其所著的《正体类要》中有相当的体现。在这部著作中，很大一部分内容是论述跌打损伤的内治法。其所强调的"肢体损于外，则气血伤于内，荣卫有所不贯，脏腑由之不和"观点，仍然指导着今天骨伤科的临床实践。因此，在伤科的内治方面，这部书是一部具有代表性的著作。另外，还有赵宜真《仙传外科集验方》（1378）、方贤《奇效良方》（1470）、申斗垣《外科启玄》（1604）、杨清叟《外科集验方》、窦梦麟《疮疡经验全书》等。

清代外科学成就很突出，涌现了很多较有成就的外科学家，其中造诣较高、有代表性的人物有王维德（1669—1719）。他善治痈疽、疮疡等，精于辨证，善辨阴阳，并创造了不少新的方剂，较为著名的有"阳和汤""犀黄丸"等。此外，较有影响的著作还有汪机《外科理例》、王肯堂《疡医准绳》、祁坤《外科大成》、邵澍《外科辑要》、陈士铎《外科秘录》、吴谦《医宗金鉴·外科心法要诀》等。

外科和骨伤科关系密切，尤其是对于开放性创伤合并感染，外科学的理法方药和措施为骨伤科提供了有意义的借鉴。

五、按摩学的发展

由于按摩在临床上具有明显的医疗效果，在民间广为流传，明代有很多医学家在此基础上总结了前人推拿按摩治疗疾病的经验，并不断有所发展和创新。例如，当时的医学家周于蕃创造性地将推拿按摩手法纳分为"按、摩、掐、揉、推、运、搓、摇"等八法，作为推拿的基本手法，这些手法至今仍在临床使用。在治疗小儿疾病方面，形成了小儿推拿的独特体系。有不

NOTE

少小儿推拿专著问世,如《小儿按摩经》可称为我国现存最早的推拿书籍。在清代,太医院虽然不设推拿科,但由于其疗效显著,颇受人民的欢迎,在民间仍有较大的发展,一些医学著作中也都对推拿按摩手法治疗伤科疾病做了较系统的总结,如清代吴谦《医宗金鉴》把"摸、接、端、提、按、摩、推、拿"列为伤科八法而沿用至今。由于按摩疗法的客观疗效,明清时期很多医学家对其丰富的临床经验加以总结和提高,写出了很多具有实用价值的专著,如明代骆如龙《推拿秘书》、明代龚廷贤《小儿推拿秘旨》(又名《小儿推拿活婴全书》)、明代周于蕃(《小儿推拿秘诀》(又名《秘传推拿妙诀》)、清代熊应雄《小儿推拿广意》、清代张振鋆《厘正按摩要术》、清代钱懷村《小儿推拿直录》等。

六、武术和气功对骨伤科学的影响

武术、伤科自古为一家。明清时期很多民间习武之人,由于武术练习及搏击过程中常发生损伤,所以很多武术家都家传或师传治伤秘术,在习武之中积累了丰富的正骨治伤经验。他们重视实践,治伤方法独具一格。在明清时期更加发展的是少林寺学派,其次是武当学派,故有"北崇少林、南尊武当"之说。

少林寺学派,作为民间的一个治伤学派,其形成既是当时骨伤科发展的流变,也是当时社会因素所致。到了清末及民国时期,少林寺学派的发展及影响已遍及江南、福建、两广、江西和浙江等地。其学术思想是以经络气血传输为理论基础,以经络、穴位、脏腑和部位为辨伤依据。在施治上,则投以具有独特风格的少林寺秘传内外损伤方、点穴疗法和正骨、夹缚等方法,从而形成一套完整的少林伤科体系。其代表人物和医籍,如江考卿和《江氏伤科学》、赵廷海和《救伤秘旨》等。少林伤科以其独到特色丰富了骨伤科学的内容,推动了骨伤科的发展。

武当伤科在治病救伤的医术上有其独特风格,特别是与道教关系较深,加上炼丹术和练功术,使武当伤科更具有特色。武当伤科的学术思想是以经络、气血学说为基础,以精、气、神理论为依据,并将"血头行走穴道(子午流注)"的学说运用于伤科之中。

气功在中国历史上非常久远,流派甚多,它既是养生却病之术,又是强身健体之学,习武之人多修内功,而在治疗伤病时也往往采用气功疗法。气功修为深刻,既可用于防治创伤中的严重内伤,也可用于损伤后的功能锻炼,促进损伤康复。

七、西方医学的引进对骨伤科学发展的影响

19 世纪之前,麻醉术、输血术、抗生素和 X 线等对西医学具有重大贡献的科学技术发明尚未面世,西方医学中骨科的诊断与治疗水平有限,安全手术还没有实现。因此,明清时期将西方医学的骨科相关知识介绍到中国的,只是一些水平不是很高的著作,如传教士汤若望(1591—1666)编著的《主制群征》中介绍了一些解剖生理学的知识。其实际水平,尤其是临床水平,并未超过当时中医骨伤科的学术水平,有些甚至落后于中医。因此,明清时期,西方医学的骨科对中医骨伤科学实际并没有多大影响。中医骨伤科依旧保持着自己的学术传统,仍采用着自己独到的理论和方法进行诊断和治疗。

第二节　明清时期骨伤科学的著作及专著

明清时期从事骨伤科专业的医生很多,出现了不少名医,也形成了一些学派,他们治疗骨

折、脱位、筋伤和骨痈疽方面的经验十分丰富，撰写了一大批专门的骨伤科著作。下面重点介绍一些代表性的著作。

一、朱橚与《普济方》

（一）作者简介及成书年代

朱橚，生卒年有待考证，史料记载为明太祖第五子，《普济方》是由朱橚与滕硕、刘醇一起汇辑成册，成书于永乐四年（1406）。

（四）学术思想及主要成就

《普济方》所刊"折伤门"共四卷，述及了骨伤科方面的丰富内容。我国历史上不少论述骨折但已经失传的方书原著，均因《普济方》的收集才得以流传下来。其中"折伤门"所述及的骨伤科学内容，较详细地记载了骨折部位及接骨方法，并分部位加以论述，强调各部位骨折整复后的内外用药。书中辑录了15世纪以前治伤的方法和方药，共载方710首，自古以来收辑方药最为完备。在"接骨手法"中，共列12项骨折、脱位的复位固定方法；在"用药汤使法"中，又列出15种骨折、脱位的复位固定方法，内容较元代多数倍。

《普济方》所保存的历代医学资料文献，除了对后世的医疗实践具有一定的指导意义外，还为研究我国历代医学发展的概况提供了十分丰富的资料。

二、王肯堂与《证治准绳·疡医》

（一）作者简介及成书年代

王肯堂（1549—1613），字宇泰，号念西居士，江苏省金坛人。于明代万历三十六年（1608）完成了医学丛书《证治准绳》的编撰。《疡医准绳》是丛书中的外科学专著，汇集了历代名医方论，并融入了王肯堂的己见。

（二）学术思想及主要成就

《疡医准绳》卷六为"损伤门"，论述了人体跌打损伤、金疮和各种创伤的诊治方法。与全书论及的其他病证一样，"损伤门"辑录的治伤资料收罗非常广泛，并对历代骨伤科医家如蔺道人、危亦林等丰富的理论及临床实践经验，都加以总结收录。《疡医准绳·损伤门》记载了人体的解剖学知识，列举了人体骨骼数目和形状，介绍了各种骨折和脱臼的整复方法。"跌打损伤"载方75首，"金疮"载方48首，共123首。并对创伤的方药进行了由博返约的归纳整理，这也是继《普济方》之后，作者集历代骨伤科医家的医疗经验所进行的高度概括总结。《疡医准绳》一书内容丰富，所载方药较多，但条理分明，博而不杂，起到了指导和应用规范的作用。

三、薛己与《正体类要》

（一）作者简介及成书年代

薛己（1488—1559），字新甫，号立斋，江苏吴县（今苏州）人，《正体类要》成书于明代嘉靖八年（1529）。

（二）学术思想及主要成就

明代初期不设骨伤专科，因而多无专著问世。薛己首倡设专科，谓之"正体科"。薛己一生著述颇多，最有价值的是《正体类要》。

《正体类要》全书为上、下两卷。上卷为四门，即主治大法、仆伤之症治验、坠跌金伤治验、烫火所伤治验；下卷为方药，载方74首。该书内容包括治疗19大法三类，验案84例。此外，在《保婴撮要》中有"跌仆外伤"的验案66例，论述了跌打损伤的辨证论治原则，其治疗原则极力主张以补气血、补肝肾为主，行气活血次之。薛氏伤科临证经验辑要有三：创伤出血，创伤瘀血，创伤肿痛。薛己对于骨伤科学的研究有很高造诣，他是当时理论派的代表人物（后世称为薛己学派）。《正体类要》充分体现了他的学术观点，强调整体观念，是骨伤科以八纲辨证为治疗原则的代表著作，后世很多学者均以此为理论根据。《正体类要》的学术思想对后世产生了重要影响，至今其"气血学说"和"平补法"治伤仍有很大的指导意义和临床应用价值。但该书所流露出的轻视手法治伤的思想，则是一种偏见与不足。

四、异远真人与《跌损妙方》

（一）作者简介及成书年代

异远真人，明正德、嘉靖年间人（1465—1566），成书于明代嘉靖二年（1523）。

（二）学术思想及主要成就

《跌损妙方》全书分为治法总论、用药歌、血头行走穴道歌三部分，为现存的武术伤科学派著作。全书依据人体受伤部位之不同，分为全身、头面、身中、脊背、腿足、金创、通行七门。记载全身57个穴道，每门中又按照穴位分别刊方共118首。另有全身用药方27首，并说明或内服或外治，兼及复位、牵引、缝合。该书按穴治伤，以内治为主，以经络学说、气血传输为理论基础，主张或按部位，或按穴位加减用药。理论不多，但实践性却较强。如察目验伤是异远真人检查诊断损伤的一大创新。如说："凡受伤不知左右……即看眼珠，亦可知其定所。"异远真人是武术伤科按穴治伤、平和用药的创始人，亦是武术伤科学派的代表。

五、吴谦与《医宗金鉴》

（一）作者简介及成书年代

吴谦，字六吉，安徽歙县人，生卒时间失考，为《医宗金鉴》总修官，成书于清代乾隆七年（1742）。

（二）学术思想及主要成就

《医宗金鉴》是第一部由国家组织编撰的大型综合性医学丛书，是我国综合性医书中最完备，又最简要、实用的一部医学巨著，对后世影响很大。本书的内容是以歌诀的形式表现出来的，便于记诵，故流传很广。全书内容甚为丰富完备，叙述系统扼要，切于实际，易学易用，对统一和传播中医传统理论，总结提高有效方药，培养有较高造诣的中医人才起到了良好的推动作用。由于本书集证广泛，纲目清晰，故在清代规定为医生必修课本，至今尚有较高的参考和应用价值。

《医宗金鉴·正骨心法要旨》是全书的最后四卷。系统地总结了清代以前有关骨伤科的诊治经验，对人体各部位的骨度、损伤的内外治法记述很详细，既有理论，也重实践，图文并茂。内容外治法包括手法总论、手法释义和器具总论。内治杂证法包括方法总论、伤损内证、伤损出血等，共23个部分；又按受伤部位分门分类，载头部外伤、胸背部伤、四肢部伤共45处，每类伤病又分病状、变证、治疗、预后、调养等，重点突出，条理清楚。在所论述的内容方面，重点介绍了正骨复位、牵引固定，以及外敷内服药物的处方及临床应用。另外，还介绍了"摸、接、端、提、按、摩、推、拿"伤科的八种整复手法。

六、赵廷海与《救伤秘旨》

（一）作者简介及成书年代

赵廷海（1821—1861），字兰亭，浙江天台县人，成书于清代咸丰二年（1852）。

（二）学术思想及主要成就

《救伤秘旨》尚附"续刻"一篇，不分卷次，内容着重介绍拳伤骨折的处理步骤与治疗方剂，或因部位不同，或因症状有别，随证列方。书中绘有人体 36 大穴图说，并指出这些大穴俱为致命之处。并载有"十二时气血流注歌"，这是中医时间医学在伤科学的具体运用。"续刻"载有"跌打损伤生死诀""破伤风总论""整骨接骨夹缚手法"三部分内容。记录了损伤重症的鉴别诊断、开放损伤的处理和近 20 个部位骨折的整复固定方法，并载方 14 首。另介绍了轻、重损伤 34 大穴按穴的治疗大法。该书是一部实践性较强的骨伤科专著，是少林寺学派治伤经验的高度概括总结，在临床实践中有一定指导意义。

七、江考卿与《江氏伤科方书》

（一）作者简介及成书年代

江考卿，字国兴，号瑞屏，清代乾隆至道光年间人（1770—?），原籍婺源（今江西婺源），成书于清代道光二十年（1840）。

（二）学术思想及主要成就

《江氏伤科方书》全书共一卷，分五节。此书在前人基础上，总结了少林寺派治伤的经验，尤重视实践。在具体用药方面，对闭合性创伤多注重应用活血化瘀的药物，对开放性损伤应用有效的止血药，且主张开放性骨折行清创手术时要应用麻醉药。该书是少林学派的代表性著作，书中对一些伤科急症，备用应急的成方、成药，如"开关吹鼻散""撬开吹喉散"等，为抢救伤科急重症患者提供了宝贵的实践经验。

八、胡廷光与《伤科汇纂》

（一）作者简介及成书年代

胡廷光（1796—1820），字耀山，号晴川主人，浙江萧山（今浙江杭州萧山区）人，成书于清代嘉庆二十年（1815）。

（二）学术思想及主要成就

《伤科汇纂》一书收集了清代以前有关伤科的主要文献，资料广泛。既有基础理论，也有临床实践，是一本价值很高的伤科专著。该书作者在总结前人对骨伤科治疗经验的基础上，又分门别类地将骨折伤、筋断伤、压迫伤、挫闪伤、跌磕伤、坠堕伤和金刃伤等门分别论述。即强调内外用药，又重视手法治疗，且有作者之独到见解。书中将接骨手法编成歌诀，附图说明，便于记忆。对于骨伤的一些病证，如出血、发热、昏愦、眩晕、不食和作呕等，从病因病机方面进行了详细的论述与总结，并在治疗用药方面做了详尽的说明。在全面总结的基础上，对身

NOTE

体各部骨折的整复手法和其外固定工具都做了详细描述，有些方面至今仍有应用价值。

九、二宫献彦可与《中国接骨图说》

（一）作者简介及成书年代

二宫献彦可，日本人，成书于清代嘉庆十二年（1807）。

（二）学术思想及主要成就

《中国接骨图说》精辟地总结了 18 世纪骨伤科学的主要经验，全书分为"接骨总论""正骨图解""接骨经验方"三个部分。在"接骨总论"中，记有检骨、脉证治法、十不治证、敷药法、药熨法、熨斗烙法、馒熨法、振挺法、腰柱法（图 6-2）、杉篱法和裹帘法等。于"正骨图解"中，绘有整骨 15 母法及 36 子法的骨折整复手法图及说明，形象生动，便于学习掌握。"接骨经验方"中，则记载了当时通用的麻醉药方及治疗骨折的内、外用药之药方。《中国接骨图说》所载的"正骨图解"是该书最成功之处，其形象地描绘了当时整骨手法操作的详细步骤，这种不同于其他专著所载的正骨图画，在国内流传方书中较为罕见。

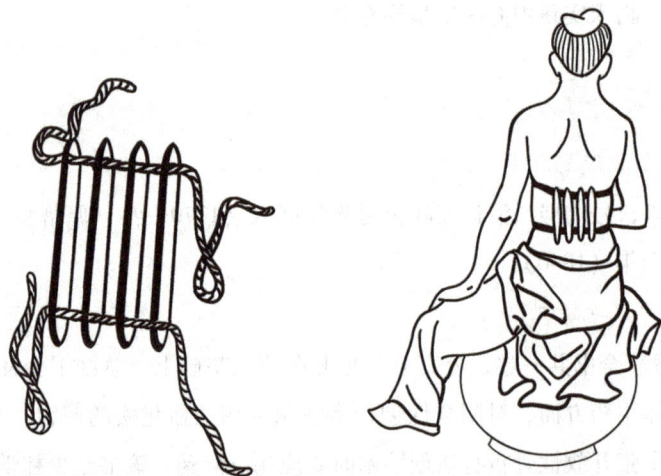

图 6-2　腰柱法治疗脊柱损伤（原载于《伤科汇纂》，临摹）

第三节　明清时期骨伤科学的成就

明清时期是骨伤科学发展史上的全盛时期，无论在基础理论，还是临床实践，都取得了很大成就。明代的"气血学说""命门学说"都成为后来骨伤科学重要的理论。在实践方面，如对创伤、骨病的诊断与治疗，已注重不同部位、不同经络的辨证论治。另外，这一时期正骨技术的发展、固定方法与器材的革新，以及对痈疽、骨肿瘤的分类诊断和治疗方法及方药选择应用，对于现在仍然有着一定的影响。

一、解剖学的进步

由于法医学涉及许多人体解剖知识，法医学的突出发展及法医学专著问世，尤其是法医学检骨知识的进步，对骨伤科影响甚大。明清两代骨伤医家的著作都大量引用了法医学所提供的骨关节解剖知识。明代《奇效良方》在"正骨兼金镞门"中转载了《洗冤集录》有关骨骼结构的内容，首次指出了正骨必须明辨骨骼构造。后大批医家都明确认识到了骨骼解剖知识对正骨科的指导意义。《疡医准绳》《医宗金鉴》《伤科汇纂》和《伤科补要》等书，均在谈正骨之前列有骨骼结构。足以证明法医学的解剖知识对提高骨伤科医生的临证水平确实起到了重要的推动作用。

二、急救学的发展

明代气血学说的发展，促进了创伤急救的进步。对于严重失血引起的昏厥和瘀血攻心等创伤危证，在前人基础上又获得了新的救治经验。当时，对严重失血引起的昏厥，薛己主张以"独参汤以回阳""出血……或无气内脱，不能摄血，用独参汤加炮姜以回阳，如不应，急加附子"。以后各家均在"有形之血不能速生，无形之气所当急固"的思想指导下，一般都采用独参汤救治失血昏迷。此法是明清之际救治创伤失血危证的大法。

对瘀血攻心昏厥的这一类伤重危患，提出开窍醒神，活血逐瘀。如异远真人有"当门吹鼻丹"吹鼻或于眼角房以药粉按摩，再灌服"红药"，以此救治创伤瘀血危证。江考卿介绍了"开关吹鼻散""撬开吹喉散"治疗牙关紧闭之证，还有"急救还转方"急救重伤昏厥之证，这些也是明清时期治创伤危证的又一大法。

三、开放性创伤治疗技术的提高

（一）止血带的运用

杨清叟于《外科集验方》中提出对金疮要用绳或绢带缚住"血路"，然后再用止血药处理创口，尤其较大动脉损伤，要用带止血，然后以洪宝丹茶调外敷伤口，再用其他止血药处理。后来王肯堂又有"截血膏"，19世纪末，余听鸿在医案中记录了截臂手术，也运用了止血带止血的方法。

（二）应用止血药的经验

明清时期的止血疗法，多数医家重视以止血药物处理伤口为主。所用的止血药，多为伤科收敛止血，并有清热解毒作用的方药。如洪宝丹，又名寸金、四黄散（王肯堂名曰截血膏），用天花粉三两，赤芍二两，姜黄、白芷各一两为末，薛己推崇此方。另一方是"桃花散"，此方出自元代《如宜方》，用陈石灰半斤，大黄一两同炒，石灰变红如桃花，去大黄备用。以上两方及其化裁方为明清伤科止血所常用。

此外，还有"如圣金刀散"，此方由张元素没药散衍变而来，选用松香、枯矾、白矾为末，外用止血，该方止血效果可，但消炎效果较差，所以陈实功也指出，用此方后三四日必燃痛作脓，须换生肌散。

（三）创口感染的辨证论治

1. 红肿期的外治法　对感染创口进行外洗、外敷药物已成为传统治法。明清时洗创口的方药多选用蔺道人的"黑龙散""风流散""仙正散"，《疡医准绳》和《外科正宗》用"如意金黄散"或"加味太乙膏"，少林派医家则多用桃花散加黄柏、黄连，或用"投毒生肌散"，另外用"三黄散"洗脓血。总之，红肿期应用的外用药，多以清热解毒为主，都强调药水洗以解毒除秽。

NOTE

2. 溃疡期的辨证内外兼治法　金疮化脓后，明清医家大都采取辨证施治的方法内外并治。在这方面，薛己的贡献比较突出，尤其讲究内治。他认为脓成不溃、疮口不敛是阳气虚弱，肌肉不生则是脾胃气血两虚。他对金疮溃疡的治疗原则可归纳为"促溃"和"生肌"，并列出补中益气汤、八珍汤等多种方药。薛己的论述是很有代表性的，许多人都遵循他的观点。此外，其他医家也有论述，但都普遍认为是气血问题，治疗上有的以内托为主，外治为辅，有的以外治为主，内托为辅。

总之，在脾胃和气血学说指导下，明清医家在前人基础上，总结了丰富多彩的生肌经验和方法，促进了对开放性创伤的治疗。

四、骨折脱位诊疗技术的发展

（一）检查诊断方法的发展

明清时期，在骨折脱位的诊断方面，由于基础理论的进步，除了具备了内外诊查、脉证合参之外，还有摸法、功能检查法、体征检查法，以及部位、类型诊断法等。

1. 摸法　摸法即唐代蔺道人"相度损处"的局部检查法，不过在明清时期此法内容更充实。《医宗金鉴·正骨心法要旨》十分重视手法触摸，认为："虽在肉里，以手扪之，自悉其情……盖正骨者，须心明手巧，既知其病情，复善用夫手法，然后治之多效……手法者，诚正骨之首务哉。"说明摸法可查知骨折脱位的各种情况。《金疮秘传禁方》指出检查骨擦音以鉴别骨折，载"如骨损，肉内有声"。江考卿还提出"凡打伤跌肿，肉中之骨不知碎而不碎，医人以手轻轻摸肿处，若有声者，其骨已破"。这种以手触摸，听骨是否有摩擦音，至今仍是临证的常用方法。

2. 功能检查法　明清骨伤诊断的一个重大进步，就是依据肢体受伤后功能状况诊断骨折脱位，而经治疗后，又依伤肢的正常生理功能特征，对复位效果进行评估。一是运用手摸法检查局部畸形是否纠正，二是从生理功能、活动范围，对比观察来检查复位效果。如《普济方·折伤门》记载："拽脚跟对齐……勿令腿摇动，脚头抵正"，运用"伸舒扯拽手法"，对股骨或胫骨骨折复位后，要求"脚跟对齐""脚头抵正"。"脚跟对齐"表明伤肢无缩短，"脚头抵正"表明伤肢已达到中立位，旋转畸形得到纠正。

3. 体征检查法　体征检查是对一些特殊情况，根据这些部位的生理功能和受伤后的病理表现特征，检查诊断骨折或脱位的方法。这些方法，明清医家积累了一些经验。如粘膝征是《普济方》总结的检查髋关节前、后脱位类型的鉴别诊断法。"凡辨腿胯骨出，以患人比（患侧与健侧对比），并之而不粘膝，便是出向内（便是前方脱位）；如粘膝不能开，便是出向外（后上方脱位）"。这种检查法与欧洲人艾利氏（Allis）的双膝高低对比检查髋关节后脱位法原理相似，但早于欧洲 500 余年。

4. 部位、类型诊断法　明清时，对骨折关节脱位发生的部位，已从《普济方》记载的 15 个发展到《医宗金鉴》记录的 30 个部位骨折或关节脱位，并且继承了蔺道人和危亦林的类型诊断经验。如《普济方》把髌骨骨折分为三大类型，肱骨外科颈骨折分为两大类型；《医宗金鉴》又将颈椎骨折分为屈曲、伸直两型。对骨折的并发症，《医宗金鉴》记载了颈椎合并截瘫、颅脑损伤，肱骨骨折合并缺血性坏死或骨筋膜间室综合征等。这种分类型（主要以移位方向分型）的诊断法，指导了整复和固定，对治疗和预后具有重要价值。

（二）治疗学的进步

1. 麻醉用药的进步　明清时期广泛运用了前人的内服麻醉药进行整骨手术。此外，还有一个发展，就是在外用止痛药的基础上，炮制酒剂外用局麻止痛。汪机在《本草汇编》中介绍了外国引进的茉莉花根。这种药配以闹洋花、当归、菖蒲，名之为"麻醉丹"，是明清时期使用的麻醉方。《江氏伤科方书》还载有"八厘宝麻药"，冲酒内服以全麻，这在清代也较常用。

2. 复位方法的发展及基本手法　明清骨折复位以闭合手法复位为主，切开复位则多用于开放性骨折和剪除碎骨。手法复位的方法和技巧发展迅速，积累了新的经验。《医宗金鉴·正骨心法要旨》曰："夫手法者，谓以两手安置所伤之筋骨，使仍复于旧也。"认为"必素知其体相，识其部位，一旦临证，机触于外，巧生于内，手随心转，法从手出"。这样，才能无论何种情况，伤损"虽在肉里，以手扪知，自悉其情"。这时期医家已注重要轻、巧、稳、准，要保护软组织。其云："伤有轻重，而手法各有所宜。其痊可之迟速，及遗留残疾与否，皆关乎手法之所施得宜，或失其宜，或未尽其法也。""法之所施，使患者不知其苦，方称为手法也。"强调手法是正骨医生的基本功。明清时期运用的基本复位手法较多，散载于各种著作之中，《医宗金鉴·正骨心法要旨》系统总结清以前骨伤科经验，把正骨手法归纳为"摸、接、端、提、推、拿、按、摩"八法。

3. 外固定器具和固定技术的发展　明清医家已认识到外固定对骨折治疗的重要性，外固定可维持复位效果，辅助复位。固定器具有了革新，如《普济方》记录了"抱膝圈"，《医宗金鉴·正骨心法要旨》总结了"裹帘、振挺、披肩、攀索、叠砖、通木、腰柱、竹帘、杉篱、抱膝"等10种器具。

外固定方法最显著的发展是运用了超关节夹板外固定法。如肘部骨折外固定法、桡骨远端骨折外固定法、足踝关节外固定法三种超关节外固定法，是明清医家的创新。其优点是不完全控制固定关节，又控制了不利于骨折固定的活动，体现了动静结合的精神。

（三）各部位骨折脱位损伤诊治的提高

明清时期对各部位的骨折、关节脱位的诊断、整复、固定、内外用药及练功，均有了一定的治疗经验。

1. 颈椎骨折脱位损伤　多用牵头推肩法和汗巾提法复位。牵头推肩法是《普济方》介绍的方法，使患者仰卧床上，医者坐在伤员头部上方，用手牵按头部，双足踏住双肩用力下踩，通过头部固定，躯干被推以对抗牵引，使颈椎骨折脱位复位。这一方法较前法简便，暴力较小，后世运用较多，异远真人用"端提法"即此原理。汗巾提法是胡廷光在《伤科汇纂》所改良的方法，即用布兜自下颏及脑后兜定，系于医者颈项，医者曲身相就，双足踏定患者双肩，而用力伸直脊背，以牵引对抗以复位。此外，还有《普济方·用药汤使法》的"兜颈坐罂法"（图6-3）、《中国接骨图说》的"熊顾法"和《救伤秘旨》的"绢兜牵引复位固定法"等。

2. 胸腰椎骨折脱位损伤　《伤科汇纂》首次把胸腰椎骨折分为"突出"和"陷入"两种类型，前者为屈曲型骨折所致后凸移位畸形，后者为伸直型骨折所致凹陷移位畸形，这种分类对指导治疗意义很大。其整复法主要有《医宗金鉴·正骨心法要旨》总结"攀索叠砖法"（图6-4）、"腰背垫枕法""鹤跨法"，以及《伤科汇纂·腰骨》所述"腹部枕缸法"。攀索叠砖法和腰背垫枕法复位、固定原理和方法至今仍用于临床。胸腰椎骨折整复后，《医宗金鉴·正骨心法要旨》又介绍用"通木"固定，保持脊椎过伸，然后用药调治（图6-5）。

NOTE

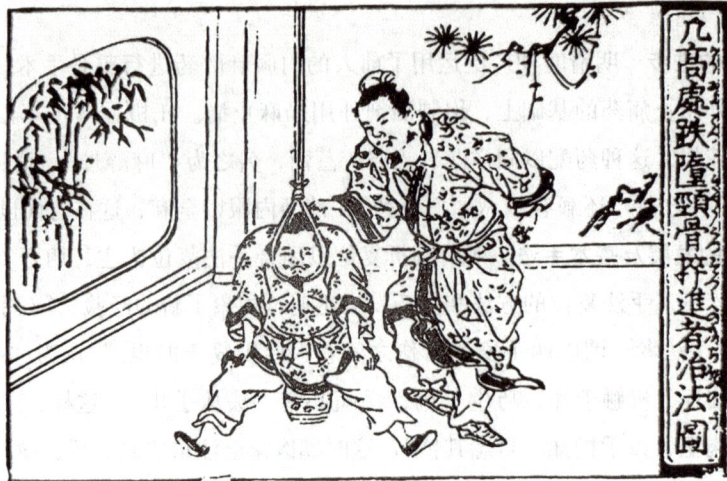

图6-3 "兜颈坐罂法"示意图（引自日本版《骨继疗法重宝记》）

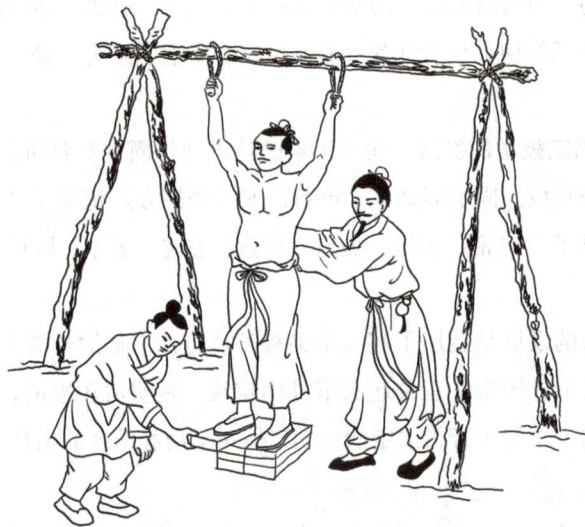

图6-4 "攀索叠砖法"示意图（原载于《医宗金鉴·正骨心法要旨》，临摹）

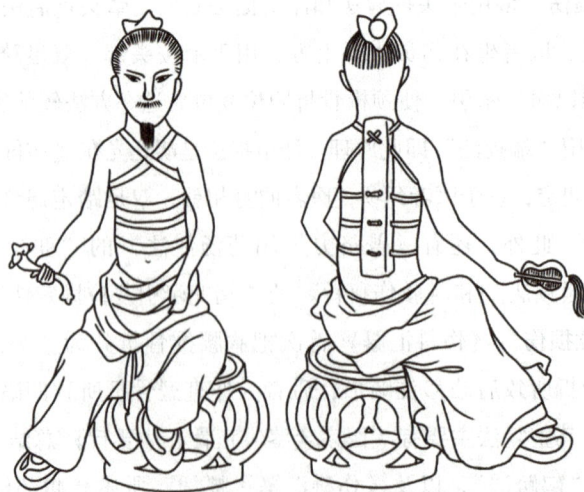

图6-5 脊柱损伤"通木"固定示意图（原载于《医宗金鉴·正骨心法要旨》，临摹）

3. 骨盆、骶髂骨骨折脱位损伤 《普济方·用药汤使法》记载了骨盆骨折："凡臀盘左右跌出骨法，右入左，左入右，用脚踏进，撑按平正，用药。如跌入内，令患人盘脚，按其肩头，医用膝抵入，虽大痛一时无妨。整顿平正，却用贴药。只宜仰卧，未可翻卧，大动恐成损患。"后来《中国接骨图说》将这种方法和原理改进为"龙骑法"，有母、子二法。母法即使患者半身仰卧，屈髋、盘膝，医者一手固定，一手推所盘之腿，用膝压住局部；子法是取坐位，一手按局部，一手抱患者，使患者仰胸挺腰，再施旋转。这一方法近年一直为临床应用。

4. 肘关节脱位 《医宗金鉴·正骨心法要旨》根据肘关节脱位后前臂旋前的移位特点，"用手法翻其臂骨，拖肘骨令其合缝，其斜弯之筋，以手推摩令其平复"。钱秀昌在《伤科补要·曲月秋骱》中记载："肘骨者……其骱若出，一手捏住骱头，一手拿其脉窝，先令直拔下，骱内有声响，将手曲转，搭着肩头，肘骨合缝，其骱上矣。"钱氏除介绍手法外，还强调要听到关节有响声，并要求屈肘手能搭着肩头，才是复位。这种方法与现代所用一致。

5. 髋关节脱位 《疡医准绳》介绍运用内收法整复髋关节前脱位："凡妇人腿背出进阴门边，不可踏入，用凳一条……令患人于上卧，医以手拿患人脚，用手一撑上，在好脚边上去，其腿骨入。"《医宗金鉴·正骨心法要旨》指出髋关节脱位"臀努斜行"特征，"宜手法推按胯骨复位，将所翻之筋向前归之"。《伤科补要·臀骱骨》记载最为详细："胯骨，若出之……必得力大者三四人，使患侧卧，一人抱住其身，一人捏膝上拔下，一手撤其骱头迭进，一手将大膀曲转，使膝近其腹，再令舒直，其骱有响声者，已上，再将翻转之筋向前归之。"这种复位方法就是现在常用的"问号"法。

6. 髌骨骨折脱位 《普济方·用药汤使法》把髌骨损伤分为三种类型，即骨折不移位、骨折移位、脱位，发明了"抱膝圈"固定法（图6-6）。对髌骨脱位后提出膝关节的固定位置宜半屈曲位，对严重血肿指出以刀针放血。具体记载如下："其膝盖骨跌锉开者，可用竹箍箍定，敷药夹定，要四截缚之。膝盖不开也，按直，用贴药夹一月。若肿痛，须用针刀去血……若膝骨跌出臼（脱位），牵合不可太直，不可太曲。直则不见其骨棱，曲则亦然。只可半直半曲，以竹箍箍住膝盖，以帛缚之。"

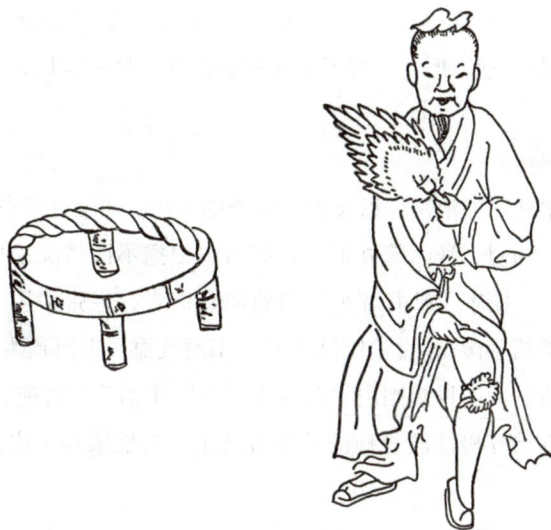

图6-6 《普济方》"抱膝圈"固定法示意图（原载于《医宗金鉴·正骨心法要旨》，临摹）

NOTE

五、筋伤学的进步

明清时期除了重视骨折、脱位的治疗之外，也十分重视对腰、腿痛等慢性筋骨病诊治的研究，同时也取得了很大成绩，逐渐形成了筋伤学专一学科，在总结前人的基础上，对慢性筋骨病等筋伤疾病的论治有了进一步发展。

（一）病因病机的发展

对于慢性筋骨病的病因及病机，当时很多医书都有记载，一致认为造成慢性筋骨病的原因无非是内因、外因，或内外因兼之，如明代杨清叟《外科集验方》所述："久损入骨者，盖因坠压跌仆伤折，不曾通血，以致死血在所患之处，久则如鸡肺之附肋，轻者苔藓之晕。年少之时，血气温和，尤且不觉，年老血衰，遇风寒雨湿，其痛即发。"上述认为，跌仆损伤以后，损伤部瘀血不清，日久待年老体弱气血虚衰，筋脉失养，或风寒湿乘虚侵犯，而造成慢性筋骨病发生。

另外，如《张氏医通》认为："有肾气不循故道，气逆夹脊而上，至肩背病；或观书对弈久坐而致脊背痛者。"《古今医鉴》也指出："病臂痛为风寒湿所搏，或睡后手在被外，为寒邪所袭，遂令臂痛；及乳妇以臂枕儿，伤于风寒而致臂痛者。"《医宗金鉴》也指出肩背痛有经络气滞、气虚、血虚、血瘀和兼风、痰等证候。上述各医著不仅指出了筋骨病的好发部位多见于四肢与颈、肩、背，同时指出了在病机方面与痹痛相似，不外风寒、湿邪阻滞经络，以及气血虚衰、劳伤络脉等诸多因素。

（二）进一步完善诊断

这一时期重视整体与局部辩证统一、脉症合参的观念，也是中医骨伤科在疾病诊治过程中的基本原则之一。陆道师在明代薛己《正体类要》序言中指出："肢体损于外，则气血伤于内，营卫有所不贯，脏腑由之不和，岂可纯任手法，而不求之脉理，审其虚实，以施补泻哉。"阐明在慢性筋骨病治疗中，整体思维要从病证的局部表现来推断患者内部整体的病理变化，进而有针对性地进行对症治疗。《伤科补要》中详细地记载了伤科脉诀："伤科之脉，须知确凿……沉滑而紧，瘀血之作；浮滑且数，风痰之恶；六脉模糊，吉凶难摸；和缓有神，虽危不哭……重伤痛极，何妨代脉，可以医疗，不须惊愕。欲知其要，细心习学。"其脉绝简明扼要地论述了伤科18种脉象，全面贯通脉、理、形，完善了中医四诊在骨伤科的应用，开启了脉诊在骨科临床应用的先河。

（三）治疗方面的经验

治疗大法不外乎内治法、外治法，以及内外兼治的方法。对慢性筋骨病所造成的肢体疼痛，历代多重视导引、按摩、药熨、膏摩等外治法，同时也根据不同情况采用内治法治疗慢性筋骨病。例如，《张氏医通》一书对"观书对弈"而致肩背痛者，主张采用补中益气汤加羌活，而对因寒湿所致者则采用羌活胜湿汤。《论因脉治》一书对气血两虚而致腰腿痛者，采用八珍汤加秦艽、川续断、钩藤等方，而王肯堂则用"疏风滋血汤"来治疗颈背痛。

另外，这一时期，在治疗慢性筋骨病的具体方法上，功能锻炼、皮药，以及药酒、膏药等的应用也很盛行。

六、骨病学的进步

明清时期，对骨病的病因病机在前人的基础上做了进一步的论述，其中对骨痈疽的病理过程做了较前人更为详尽的论述。

对于骨痈疽，《外科集验方》则认为是由"流注"内侵骨骼所致，还进一步指出，流注之所以形成骨疽，是由于肾虚所致，认为："所谓骨疽，皆起于肾者，亦以其根于此也。"明代汪机《外科理例》指出："多骨疽患者一二年不愈，常落出骨一片，或细骨，或有虫蚀服，或三五个月落骨一片。此骨非营气不从而生，乃母受胎复感精气而成。"对于骨疽、骨痈疽病理过程的认识，类似西医学慢性骨髓炎的病理过程。

另外，对于骨肿瘤的认识，亦较前人有所发展。对于骨的恶性肿瘤的症状，有的学者做了描述，如王维德对于石疽的描述："此疽初如恶核，渐大如拳……如迟至大升斗者，仍如石硬不痛。又日久现红筋则不治。再久患生斑片，自溃在即之证也，溃即放血，三日而毙。"这实质上也与骨的良性肿瘤在诊断上做了鉴别，对治疗有一定的指导意义。

治疗方面，当时无论是骨痈疽还是骨肿瘤，基本上都沿袭前人方法，在外治法上采用灸、熨、取除死骨及生肌法。薛己在论骨疽治法时说："脓已成，即针之，使毒不得内侵。带生用针亦无妨，如用火针，亦不痛，且使易敛。其隔蒜灸，能解毒行气。"又说："多骨疽者……外以附子饼（灸）、葱熨法，祛邪散寒，补接荣气，则骨自脱，疮自敛也。"以上论述说明薛氏在运用灸、熨等方法治疗骨疽是有经验的，这在当时也是具有主导地位的疗法，代表了当时的治疗技术水平。另外，有少数医生在骨疽的治疗上，还提倡开刀疗法取死骨，或采用追蚀法、生肌法。内治法上，在前人基础上着重于分部位论述，主张分期辨证。对于一些方药，尤其是一些内消方剂的药味组成进行了由博返约的筛选。此外，有一些学者，如薛己、陈实功等，一反历代以消法治疗为主的主张，而采用补法，如用六味地黄丸、调元肾气丸等。这个时期对骨痈疽、骨肿瘤的治疗，集历代之治疗大全，总结了前人的经验，很多方面都值得我们去探索、借鉴。

七、骨伤科药物疗法和方剂学的进步

明清时期，对于骨折的治疗用药方面有一些变化与改进。总的特点是：内服药的剂型是以散、丹、丸为主，外用药则是以膏、酒、洗剂为主。在内服药的活血化瘀方药中增加了通窍药，而服从于活血化瘀、养血舒筋、培元补肾等三大配方原则。还对药味组合进行了由博返约的衍变，使方药更加简练适用。在这个时期，由于李时珍在药物学发展上作出了卓越的贡献，其中也对骨伤科的用药做了归纳总结，促进了这一时期骨伤科药物疗法的发展。

明清时期，在骨伤科方面方药成就最高者，当属少林寺派所总结的用药歌及内外损伤主方。用药歌出自《跌损妙方》，是对明代前治伤用药经验的高度总结，也是危亦林"二十五味药"的重大发展。歌中的药物大部分以肝经药为主。七厘散与十三味总方是少林寺派医家方剂学的精华。七厘散初载于《跌损妙方》，以后方书各有加减。十三味总方为江考卿和赵廷海介绍的方剂，是在"少林寺秘传内外损伤主方"基础上化裁而成的。

思考题

1. 明清时期骨折脱位诊疗技术取得了哪些发展？

2. 简述《正体类要》的学术思想及对后世产生的影响。

3. 简述《医宗金鉴·正骨心法要旨》对骨伤科手法的指导作用。

4. 《跌损妙方》的用药特点是什么？

NOTE

第七章　近、现代中医骨伤科学的发展与成就

民国时期至中华人民共和国成立后（1912—至今）

到 19 世纪，欧洲大部分国家已经完成了工业革命，经济日渐繁荣，国家日益重视科学技术，因此，19 世纪被称为"科学世纪"。能量守恒与转化规律、生物进化论和细胞学说等 19 世纪自然科学的"三大发现"突破了机械唯物主义静止地、片面地分析和认识事物的局限性，充分揭示自然界的辩证关系，开始探索事物的运动和变化规律。西方医学经过近 300 年的发展，从依赖经验的推理和形而上学的思辨转变为凭借物理、化学实验研究和对疾病实体的客观、细致观察，建构起了生物医学的体系框架。

在西方国家社会、经济和科学技术迅速发展的时期，中国社会也从缓慢发展进入到急剧变化的时期。1840 年鸦片战争以后，中国的大门被迫打开，各国列强纷至沓来，严峻的社会现实也促使了民族的觉醒。虽然 1911 年辛亥革命推翻了清王朝近 300 年的统治，建立了民国，但国家不仅没有进入快速发展的时期，反而陷入了军阀混战、殖民统治、抗日救亡的历史时期。政治黑暗，经济凋敝，文化凋零，科学几乎没有任何的发展机会，中医事业更是面临着前所未有的生存危机。直到 1949 年中华人民共和国成立，中国社会才步入稳定的发展时期。

中华人民共和国成立后，我国的政治、经济和文化制度发生了翻天覆地的变化，为中医药事业的发展提供了前所未有的有利条件。党和政府为继承和发扬中医药事业，从方针政策制定、组织机构建设、科研院所成立、人才培养和学术交流等各方面都给予积极扶持与政策保障。中医药行业有了国家兴办的管理部门、医疗机构、高等教育院校、科研院所和学会组织，为中医骨伤科医疗工作、科研事业和中医药人才培养创造了有利的条件。在此背景下，中医骨伤科与整个中医药事业一样，获得了突飞猛进的发展，取得了一系列重要成就。

第一节　民国时期骨伤科学的概况

一、西方医学的传入对骨伤科学的影响

近代西医传入中国始于明末清初，主要是来华传教士带来的一些西医学知识。由于当时近代医学还不成熟，并且传教士也不是医学专家，所以在中国影响不大。但在 1840 年鸦片战争以后，一系列的不平等条约规定了列强有在通商口岸开设教堂、医院和学校的权利，这就拉开了近代西医传入中国的序幕。陆续有传教士医生在上海、宁波、厦门、福州开设西医医院或诊所，

教会医院带来了比较先进的西医技术。

1851 年英国传教士医生合信（Hobsen B.）出版了第一部关于西方解剖学和生理学的中文西医书籍《全体新论》。教会医学院编译西医教材，翻译馆翻译医书多种，传教士医师还编辑各种中外文医刊，这些医书和医刊都促进了西方医学在中国的普及和传播。随着西方医学逐渐在中国得到普遍认可，西药也逐渐进入中国市场。19 世纪，欧洲科学家相继发现了 X 线、血型、微生物，西方医学相继发明和在临床使用了 X 线、输血术、抗生素、麻醉术和消毒灭菌术，这些现代科学技术发明应用于骨科诊断与治疗中，使骨折、脱位等骨科疾病的诊断和治疗，尤其是为手术治疗提供了必要的帮助。

这一时期，传统中医受到了西医的全面冲击，面临"古今大变局"。同时，随着西医学的传播，中国人从被动接受逐渐转变为主动吸收。许多中医有识之士尝试融通西医，进行学术革新。开展了"中西医汇通""中医改良"和"中医科学化"的探索。随着西方先进的科学技术传入中国，西医解剖学知识开始为部分伤科医生所重视，尤其是进入 20 世纪，X 线等物理诊断技术的传入，有条件的伤科医生都尽可能利用 X 线诊断疾病，大大提高了骨伤科疾病诊断的准确性，并提高了中医传统正骨手法的疗效。由此，中国出现了中西医两种医学并存的局面。

"中西汇通"之名始于徐寿的《医学论》，最早进行尝试的是广东医家陈定泰，他于 1844 年著成第一本引用西医解剖图的中医著作《医谈传真》，收录解剖图 16 幅。中西医汇通派较早期的代表是唐宗海，其主要学术观点有二，其一是认为中西医原理相通，中西汇通的目标是"不存疆域异同之见，但求折中归于一是"，其二是中医长于气化，西医长于解剖。中医注重活体观察与整体观念，西医建立在尸体解剖基础之上，"止知其形，不知其气"。他所著《血证论》一书，皆"实事实理，有凭有验"，其有关血证的论述，对后世有一定启示。另一位近代中西汇通医家是朱沛文，主张"通其可通，存其互异"。"可通"是指中西医学均以人体为研究目标，有许多共同的认识。"互异"是因为中西认识方法不同，因此，他提出要以临床为标准以定取舍。在临床上中西并用，以求互通，其影响最大的是张锡纯，其主要学术观点是："夫医学以活人为宗旨，原不宜有中西之界限存于胸中。在中医不妨取西医之所长（如实验、器械、化学等），以补中医之所短；在西医尤当精研气化（如脏腑各有性情及手足六经分治主六气等），视中医深奥之理原为形上之道，而非空谈无实际也。"认为中医之理多包括西医之理，沟通中西原非难事。于是便从医理、临床各种病证，以及治疗用药等方面均大胆地引用中西医理互相印证，加以阐发。在临床上，主张中西药物并用也是他中西汇通的一个特点，他创制的著名方剂"石膏阿司匹林汤"就是例证。

辛亥革命结束了中国的封建制度，"新文化运动"批判了传统文化。中国社会开始了注重向西方学习的时期，中医传统理论与西方科学观念的巨大差异使其成为一些学者抨击的对象。部分中医学者在维护中医的同时，也提出了革新中医理论的主张，代表性的人物是提倡"中医改良"的恽铁樵和"中医科学化"的陆渊雷。

二、民国政府中医政策对中医骨伤科的影响

中西医比较和中医革新的争论尚无定论，但民国政府自成立以后，却多次制定了不利于中医的政策，激起了中医界的反抗浪潮。民国元年（1912）北洋政府颁布新学制，完全没有提及中医药，摒中医于教育系统之外。教育总长汪大燮 1914 年即主张废除中医中药。1929 年 2 月，

NOTE

南京政府卫生部召开第一次中央卫生委员会议，通过余岩（云岫）等人提出的《废止旧医以扫除医事卫生之障碍案》。会上形成了《规定旧医登记案原则》，并提出了消灭中医的具体措施，要求限期登记旧医，禁止成立旧医学校，取缔宣传旧医。这就是中医近代史上著名的"废止旧医案"。

对此，上海中医药界代表组织全国中医药团体代表向国民政府各相关部门请愿，要求撤销废止中医案。在全国中医界的据理力争和同情中医的社会人士的支持下，南京政府不得不搁置了废止中医案。中医的抗争运动使中医避免了日本汉医被废止的命运，并为中医药事业在中华人民共和国成立后得到蓬勃发展保留了火种。

中华人民共和国成立前，由于民国政府对中医的破坏和摧残，中医药的发展得不到政府的任何扶持，其延续完全依靠自发的师传家授。医疗活动因个人力量无力开办大型医院，只能以规模极其有限的私人诊所形式开展医疗活动。值得提及的是，这种私人诊所在当时不仅是一个医疗单位，同时也是教徒授业的教学单位。借此，中医学的许多宝贵学术经验才得以流传下来。

当时的骨伤科也只能以这种诊所形式存在和传承。我国幅员辽阔，地广人多，南北各地的骨伤科诊所，因其渊源派系的差别，学术理念及诊治经验也多各具特点。正骨医家行医于祖国各地，在解决民间骨伤疾病痛苦、促进民众健康方面作出了贡献。虽然这些骨伤专家学验俱富，但是在空间极小的诊所进行传道授业和行医济世，限制了他们专长的发挥。在中华人民共和国成立后，才为他们提供了施展才能和抱负的广阔天地，他们的经验和学术思想才受到重视，得到了系统整理和传播。

第二节　党的中医药政策及中医骨伤科发展的历史背景

中华人民共和国成立以后，党和政府十分重视中医药事业的发展，曾对中医药事业制定过一系列的方针政策，以保护和扶持中医事业的健康成长。1958年，毛泽东在《关于组织西医离职学习中医班的总结报告》上明确批示："中国医药学是一个伟大的宝库，应当努力发掘，加以提高。"毛泽东同志的一系列指示，为党和政府制定中医药政策提供了重要的思想理论基础。

改革开放以来，我国卫生事业有了很大发展，党和政府反复强调"中西医并重"的指导原则。1982年，"发展现代医药和我国传统医药"被列入《中华人民共和国宪法》，这不仅是对中医药事业的肯定，也是国际上对传统医学施以法律保护的首例。1986年，国务院成立国家中医管理局（1988年更名为国家中医药管理局），从此，我国的中医药事业有了专门的行政管理部门。1999年《中华人民共和国执业医师法》施行，中医师、中西医结合医师管理纳入法制化管理。

中华人民共和国国务院于2006年批准命名了第一批国家级非物质文化遗产名录，包括中国中医科学院报送的中医正骨疗法在内的9项传统医药项目名列其中。截至2018年，共遴选了五批国家级非物质文化遗产，传统医药项目有31项入围。

进入新时代，习近平同志在多个场合都对中医药给予了高度评价，并在国内外积极推广中医药。2015年12月18日，习近平总书记在致中国中医科学院成立60周年的贺信中指出："中医药学是中国古代科学的瑰宝，也是打开中华文明宝库的钥匙。当前，中医药振兴发展迎来天时、地利、人和的大好时机，希望广大中医药工作者增强民族自信，勇攀医学高峰，深入发掘中医药宝库中的精华，充分发挥中医药的独特优势，推进中医药现代化，推动中医药走向世界，切实把中医药这一祖先留给我们的宝贵财富继承好、发展好、利用好，在建设健康中国、实现中国梦的伟大征程中谱写新的篇章。"于 2017 年 7 月 1 日正式实施的《中华人民共和国中医药法》，为促进中医药事业健康发展奠定了坚实的基础。在党和政府的高度重视下，中医骨伤科与中医药事业一样，获得了新的生机，得到了迅速发展，在医疗服务、学术继承、人才培养和科学研究等诸多方面取得了一系列令人瞩目的新成就。

第三节　中西医结合治疗骨折的发展及成就

"中西医结合"的概念，最早是由毛泽东同志提出的，并赋予了其明确的内涵与目的。1955 年，在北京、上海、天津举办了全国第一届西医离职学习中医研究班。1956 年提出"西医学习中医"，并在全国开展了中西医结合临床实践的试验工作。此后，全国形成了"西医学习中医"的热潮，这也促进了中医骨伤科的现代化进程。

1956 年，我国著名骨科专家尚天裕参加了天津市举办第一期在职西医学习中医班。1958 年，我国著名骨科专家方先之、尚天裕等虚心学习著名中医苏绍三的正骨经验，博采各地中医骨伤科之长，运用解剖、生理、病理、生物力学等现代科学知识和方法，总结出新的正骨八大手法，研制成功新的夹板外固定器材，并根据骨折愈合过程的不同阶段，结合中医传统的练功经验，总结出一套基于中医骨伤理论的中西医结合治疗骨折的新疗法。1963 年，方先之代表中国外科代表团在罗马召开的第二十届世界外科学会上宣读了《中西医结合治疗前臂双骨折》的论文，引起了国际上的重视。1964 年，国家科委组织全国中西医骨科专家对天津医院用中西医结合方法治疗骨折进行科学鉴定，确认这种新骨折疗法疗效，建议在国内推广并向国外介绍。

与此同时，上海市伤骨科研究所在理论研究方面做了大量工作。他们对骨折治疗的动静结合、辨证论治和内外用药等理论观点和方法，从骨折愈合的病理生理方面用现代科学的方法进行研究和探讨，初步用科学的数据阐明了中西医结合疗法的科学性，为临床提供了理论依据，推动了临床医学的发展。

同时期，河南平乐、山东文登、南宁、北京、武汉、沈阳、长沙等地，以及部队医院也相继取得中西医结合治疗骨折的成功经验。1966 年，方先之、尚天裕等总结了自己的临床经验，吸取国内同行的长处，编著了《中西医结合治疗骨折》一书，提出了"动静结合、筋骨并重、内外兼治、医患合作"治疗骨折的四大原则，奠定了骨折中西医结合治疗方法的临床基础。就学术而言，中西医结合治疗骨折是中医骨伤科的现代化，其代表著作是《中国接骨学》。

1970 年，周恩来总理主持召开了全国首届中西医结合工作会议，对包括"中西医结合治疗骨折"等 22 项中西医结合研究成果进行了表彰。20 世纪 70 年代，中西医结合治疗骨折迅速普及并不断提高。与此同时，先后取得了中西医结合治疗开放性感染骨折、脊柱骨折、关节内骨折和陈旧性骨折的成功经验，中西医结合治疗慢性骨髓炎、慢性关节炎也取得了一定效果。

中西医结合的骨伤科成就产生了良好的国际影响，先后有上百次国外代表团和国外医师来我国考察和学习中西医结合骨折疗法，卫生部等举办了多期外国医师学习中西医结合治疗骨折的国际学习班，接待来自 10 余个国家多名医师来华学习。随着中西医结合骨伤科成就的国外传播，引起了国际一些著名学者的重视，并接受了中西医结合治疗骨折的某些经验，对骨折主张

NOTE

用手法整复，用塑料或石膏功能支架局部固定，早期活动治疗骨折。《中西医结合治疗骨折》一书也被国外学者译成德文、日文等，作为骨科丛书在国外传播。

第四节　中医骨伤科的医疗工作

中华人民共和国成立后，为满足人民群众对中医药卫生保健的需求，党和政府非常重视中医医疗机构的建设。随着社会的经济、政治和科学文化事业的发展，中医骨伤科也从散在的个体开业形式向高级的组织形式过渡。从自愿组合的联合诊所到经公私合营，进一步建立规模较大国营中医医院骨伤科或骨伤科专科医院。这些医疗机构的兴建，克服了个体诊所经费不足、技术水平不高的弊端，充分发挥了中医骨伤科在人民卫生保健事业中的作用，具有非常重要的意义。

一、中医骨伤科医疗机构建设

中华人民共和国成立后，全国各地有条件的省、市、县均相继成立了中医医院，很多中医医院都设置了骨伤科，甚至在一些地区还建立了骨伤科专科医院。如在 1956 年，具有 200 余年历史的河南平乐郭氏正骨的传人郭维淮等在洛阳建立正骨医院。此外，在山东文登、沈阳、重庆、成都等地也很早便成立了正骨医院。尤其是在改革开放以后，各地中医院、中医骨伤科都得到了空前的发展壮大，各省市纷纷建立或扩建骨伤科专科医院。骨伤科也成为各大中医医院的"龙头"科室。据《中国中医药年鉴》（2019 卷）记载，2018 年中医类医院骨伤科实有床位数 134548 张，全年门急诊超过 4605 万人次，出院 352 万余人次，为人民的健康事业作出了重要贡献。

截至 2018 年，全国共有中医骨伤科专科医院 224 家，其中三级甲等医院 11 家、三级乙等 2 家，二级甲等 36 家、二级乙等 8 家，位居中医学类二级学科之首。在各地各级中医医院，中医骨伤科多是重点科室，其业务量在医院占比很大。这些历史悠久的大型骨伤科专科医院和中医骨伤科科室不仅为当地人民解决了就医的问题，并且成为全国骨伤科科研和临床人才培养的重要基地。

二、中医骨伤科内涵建设

（一）中医骨伤科的命名与定义

20 世纪 70 年代之前，中医骨伤科多称为"正骨""整骨"和"伤科"。1977 年随着中国中医研究院骨伤科研究所的建立，"中医骨伤科"或"骨伤科"的命名才正式确定下来。对于中医骨伤科的定义，目前以 2014 年在无锡召开的恢复高等中医院校骨伤专业目录研讨会上确立的"中医骨伤科学是在中医理论指导下，研究人体运动系统损伤和疾病的预防、诊断、治疗及康复的一门学科"这一定义最为完备和准确。

（二）重点专科和区域诊疗中心

各地骨伤科医院和骨伤科科室不仅规模很大，而且非常注重内涵建设，多建设成为重点专科和区域诊疗中心，起到了行业引领作用。1992 年，国家中医药管理局将中国中医研究院骨伤科研究所（现中国中医科学院望京医院）、河南洛阳正骨医院、佛山市中医院、山东省文登整骨医院确定为"全国中医骨伤科医疗中心"建设单位。

为贯彻落实深化医药卫生体制改革精神，实现公立医院改革目标，提高三级医院医疗技术能力和服务水平，财政部与卫生部设立了国家临床重点专科建设项目。2007 年，根据《中医药事业发展"十一五"规划》，国家中医药管理局确定了 615 个重点专科建设项目，其中骨伤科专科项目 161 个，专病项目 6 个，共计 167 个专科专病，占项目总数的 27.2%。2012 年，根据《中医药事业发展"十二五"规划》，国家中医药管理局确定了 572 个重点专科建设项目，其中骨伤科专科项目达到 120 项，占比为 21.0%。

2017 年，为完善中医专科专病防治体系，科学划分重点专科层次，充分发挥重点专科的辐射和带动作用，国家中医药管理局确定了中国中医科学院望京医院等 8 家医院的骨伤科为区域诊疗中心。

（三）骨伤分科和常见病诊疗指南制订

中华中医药学会骨伤科分会确定了 9 个骨伤分科，即正骨、筋伤康复、内伤、骨病、脊柱病、骨关节病、骨质疏松症、骨坏死、小儿骨病，按照这 9 个分科设置，在实践中不断总结经验，加以完善。专家们还制订了《中医骨伤科常见病诊疗指南》（中华中医药学会 ZYYXH/T372 ~ 415—2012），共 44 个部分，于 2012 年 8 月 1 日起实施，为中医骨伤科的治疗提供了依据。

随着对现代科学技术的吸收，中医骨伤科的医生学习了大量的现代医疗技术，不仅能够完成中医正骨和筋伤等传统的治疗手段，而且各医院纷纷开展了脊柱、关节置换、微创手术、机器人辅助手术等高新技术，大大促进了中医骨伤科的现代化进程。

（四）现代骨伤名家名师

中医骨伤科是我国非常具有中医学特色的专科，在中医学科中占有着十分重要的地位，对人民健康保健事业起着重要作用，骨伤科名医大家辈出，在由人力资源和社会保障部、卫生部、国家中医药管理局组织的 2014 年全国第二届国医大师、2017 年第三届国医大师评选中，石仰山、刘柏龄、韦贵康和包金山等先后获"国医大师"称号。2017 年首届全国名中医评选中，3 名中医骨伤科专家获"全国名中医"称号。

为发展中医骨伤科，不少专家学者奉献了毕生的精力。为表彰对我国骨伤事业作出突出贡献的骨伤科名老中医，以启迪后学，贯彻落实国务院原副总理吴仪"名院、名科、名医"的指示精神，中华中医药学会骨伤科分会在中华中医药学会的领导下，率先开展名医、名科的评选工作，对为我国骨伤事业作出突出贡献的骨伤科名老中医授予"中医骨伤名师"称号，评选出 2010 年第一届 23 位"骨伤名师"、19 个"骨伤名科"，2015 年第二届 10 位"中医骨伤名师"，并进行了表彰。该评选对骨伤人才队伍的成长，推动和促进骨伤学科的发展起到了积极作用。

第五节　中医骨伤科的教学工作

中华人民共和国成立以后，中医药人才的培养受到了党和政府的高度重视。在中华人民共和国成立之初，就在各省市开始逐步成立政府主办的中医学校和中医学院，组建师资队伍，编写教材和招收学员。随着时代的发展，中医学院由 1956 年的 5 所发展到 2013 年独立建制的 24 所。1984 年，中医骨伤科专业也从中医学专业中独立出来，有条件的院校还设立了骨伤学院。中医骨伤科的教材也从单独一本发展到满足多层次、多专业需要的系列教材。多年来不仅培养了众多具备中医骨伤科知识的中医和中西医结合人才，还培养了大量中医骨伤专业的本科生、硕士、博士研究生等专门人才，为中医骨伤科宝贵知识的继承和发展、合格人才的培养作出了重要贡献。

一、教学机构的建立、专业设置和人才培养

中华人民共和国成立后，为了从根本上解决中医后继乏人问题，自 20 世纪 50 年代起，国家在各省、市相继建立了中医学院和中医学校，中医药教育纳入国家高等教育体系，现代中医药高等教育实现了从无到有的历史性突破。1956 年国务院批准在北京、上海、成都和广州等地成立中医学院，但未开设中医骨伤专业。

1958 年，卫生部在洛阳平乐正骨医院建立了全国第一所中医骨伤学科高等学校——河南平乐正骨学院。该学院虽然于 1962 年停办，却为全国培养了两百多名中医骨伤科技术骨干。1981 年，福建中医学院首先在国内高等中医院校创办中医骨伤专业。1983 年中医骨伤科学硕士学位授予权获批。1987 年教育部《全国普通高等学校医药本科专业目录》中，中医学类增设了"中医骨伤科学专业"。

1986 年，经国务院批准，由中国中医研究院筹建的"北京针灸骨伤学院"正式成立。20 世纪 80 年代中后期，全国中医院校纷纷开设中医骨伤专业。至 20 世纪 90 年代，全国 20 多所中医药院校也相继设立中医骨伤学本科专业。并有 15 所院校开设骨伤科硕士教育，有 4 所开设博士教育。

在原国家教委 1998 年调整《普通高等学校本科专业目录和专业介绍》前，全国有 21 所中医药大专院校设有骨伤系或专业。之后，部分院校将中医骨伤专业调整为中医学（骨伤方向），继续培养中医骨伤人才。

为落实《国务院关于扶持和促进中医药事业发展的若干意见》，2002 年国家中医药管理局确定了中国中医研究院、福建中医学院、山东文登正骨医院为中医骨伤学科重点学科。2009 年，根据《中医药事业发展"十一五"规划》的要求，确定 323 个学科为国家中医药管理局新一轮中医药重点学科建设点。浙江省中医院等 13 家医院的中医骨伤科成为重点学科建设点，至此，共有 16 家医院的中医骨伤科成为国家中医药管理局的重点学科建设点。

在孙树椿等中医骨伤科专家的不懈努力下，2019 年 3 月 29 日，教育部正式恢复中医骨伤科学专业的招生，全国各高等中医药院校积极响应。在全面建设社会主义现代化强国的新时代背景下，中医骨伤科必将出现一个人才辈出、成果丰硕的新局面，焕发出新的生机。

二、教材编写

从 20 世纪 60 年代起，历经 60 多年的发展历程，中医骨伤科学的教材从无到有，已经自成体系。在专业类别上，从中医学专业单一教材发展到涵盖中医学、针灸推拿学、中医骨伤科学、中西医临床医学等多专业的教材。在培养层次上，从本、专科共用同一本教材发展到拥有本科、研究生、专科、中医住院医师规范化培训多层次教材。在编写内容上，从中医伤科发展到覆盖了筋伤、急救、骨病、内伤等更加丰富的内容，并随着时代的进步而不断补充新的内容。在教材种类上，从单独一本《中医伤科学讲义》发展到涵盖从基础到临床等 14 本系列教材。在参编学校上，从上海中医学院独家编写，发展到形成了以全国二十几家中医药大学为主体，多家综

合性大学和临床、科研机构为补充的近千名专家的编写团队。在出版社数量上，从上海科学技术出版社一家出版，发展到以中国中医药出版社、人民卫生出版社、上海科学技术出版社为主体，多家出版社为补充的出版格局。而且，不仅出版发行了各种教材，还编写了教学和考试辅导用书，随着时代的进步，不仅有纸质版教材，还有融媒体教材的公开发行。

（一）中医学专业教材

中华人民共和国成立后，全国各地纷纷建立起中医学院与中医学校。为满足教学的需要，1961 年前后，上海中医学院主编的《中医伤科学讲义》由人民卫生出版社出版，并列入中医本科教学的必修课，成为中医骨伤的第 1 版本科教材。1963 年由上海科学技术出版社修订再版。之后，本教材更名为《中医伤科学》，由上海人民出版社出版。20 世纪 70 年代初，《中医外科学》与《中医伤科学》合并为一门《中医外伤科学》，1975 年由上海科学技术出版社出版。1980 年，《中医伤科学》由广州中医学院主编，上海科学技术出版社出版。1985 年由广州中医学院岑泽波任主编、上海中医学院吴诚德任副主编的《中医伤科学》由上海科学技术出版社出版，称为第五版教材，在中医药高等教育教材建设史上具有重要地位。

从 1996 年开始，到 2020 年的 20 多年时间，根据国家教委《全国普通高等教育"八五"期间教材建设规划纲要》等一系列的教材建设规划，人民卫生出版社、中国中医药出版社和上海科学技术出版社分别组织全国多所中医药大学的专家，先后多次编写和修订《中医伤科学》和《中医骨伤科学》，为中医药院校本科教学作出了贡献。

（二）中医骨伤专业教材

1981 年，福建中医学院在国内首先创办中医骨伤科学专业，《中医伤科学》教材已不适应骨伤专业与海外中医教学需求，张安桢、王和鸣编著的《中医伤科学基础》《中医正骨学》陆续由厦门大学海外函授学院出版。

1987 年，国家中医管理局组织北京针灸骨伤学院等全国 17 所高等中医药院校一百多名专家，组成教材编写委员会、审定委员会及各分科教材编委会，共同编写了《中医骨伤科发展史》《中医骨伤科各家学说》《中医骨伤科古医籍选》《中医骨伤科基础》《中医正骨学》《中医筋伤学》《中医骨病学》《骨伤内伤学》《创伤急救学》《骨伤科生物力学》《骨伤科 X 线诊断学》《骨伤方剂学》《骨伤科手术学》《实验骨伤科学》共 14 册中医骨伤专业系列教材，供全国高等中医药院校骨伤专业本科生和研究生使用。这套教材成为中华人民共和国成立以来中医骨伤专业第一套完整的教材，奠定了现代中医骨伤科的理论和临床基础。

第 1 版教材于 1990 年开始陆续出版发行。本教材面世后，受到高等中医药院校骨伤专业师生及广大骨伤科医务人员的欢迎。教材编审委员会重新组织专家进行修订，1998 年出版了第 2 版。这套教材先后印刷几十次，发行数十万册。

20 多年来，为满足中医骨伤科的教学需要，上海科学技术出版社、人民卫生出版社和中国中医药出版社分别组织全国多家中医药院校的专家，先后编写和出版了《中医骨伤科学基础》《中医骨伤学》《中医筋伤学》《中医骨病学》《骨伤科影像学》《骨伤科手术学》等一系列骨干教材。

（三）其他专业教材

为满足硕士研究生的教学需要，北京科学技术出版社于 2005 和 2006 年先后出版了《骨伤科手术研究》等 5 本高等中医院校骨伤专业研究生系列教材。2016～2019 年，人民卫生出版社和科学出版社先后出版了《中医骨伤科学临床研究》《中医骨伤科学》等研究生教材。为满足

NOTE

中西医临床医学专业的教学需要，中国中医药出版社于2007年出版了《中西医结合骨伤科学》，2013年再版，2016年修订为第3版。为满足中医、中西医结合住院医师规范化培训的教学需要，2015年人民卫生出版社出版了《中医骨伤科学》。

为满足全国中医药高职高专的教学需要，中国中医药出版社于2001年出版了《中西医结合骨伤科学》，2006年再版；2006年该社还出版了《中医骨伤科学》，2015年再版。人民卫生出版社于2005年出版了《中医伤科学》。同年，高等教育出版社出版了《中西医结合骨伤科学》。2006年科学出版社出版了《中医骨伤科学》。为满足高职高专中医骨伤专业的教学需要，人民卫生出版社出版了《中医正骨学》等6本教材，2009年再版，2014年教材修订后，出版了第3版，并出版了《骨伤科影像诊断技术》等两本新教材。

随着中医骨伤科学专业重新获批，2019年，再次由中国中医科学院望京医院孙树椿教授牵头，全国20余所中医药大学，300多名专家参加，组建编审委员会和各分科教材编委会，编写《中医骨伤科学基础》《骨伤解剖学》《骨伤影像学》《中医正骨学》《中医筋伤学》《中医骨病学》《创伤急救学》《骨伤手术学》《中医骨伤学发展史》《骨伤科古医籍选》《骨伤方药学》《骨伤科生物力学》《实验骨伤科学》《骨伤运动医学》《中医骨伤康复学》15本全国中医药高等教育中医骨伤科学专业院校规划教材。《中医骨伤科学基础》和《骨伤方药学》已于2020年出版。

中医骨伤科学专业教材是老一辈骨伤专家与新一代骨伤学者共同劳动的积累，是几代中医骨伤人培育莘莘学子的心血结晶，既继承了中医药学传统，又吸收现代科学技术的成果，不断加以锤炼。虽然还有切磋、修改与提升之处，但必将逐渐加以完善，为培养高质量的中医药人才作出应有的贡献。

三、课程建设

随着中医骨伤科学专业的创建和发展，中医骨伤科学随着专业建设和人才梯队建设不断完善，多门院校课程荣获国家优秀教育成果、国家级精品课程国家级精品资源共享课。其中，1989年，福建中医学院"我国第一个中医骨伤专业的创建和发展"项目获国家级优秀教育成果奖。2010年，中医类共28个入选国家级精品课程，其中长春中医药大学《中医骨伤科学》、福建中医药大学《中医骨伤学科学基础》、浙江中医药大学《中医伤科学》入选2010年国家级精品课程，以上3门课程在2013年被认定为国家级精品课程资源共享课。上海中医药大学《中医骨伤科学》2017年被认定为国家精品在线开放课程。

第六节　中医骨伤科的科研工作

中华人民共和国成立70多年来，中医骨伤科的科研工作取得了长足的进步，无论是科研机构和科研队伍的建立，还是科研课题的申报、科研成果的转化，都对中医骨伤科临床水平的提高和人才队伍建设起到了重要推动作用。

一、科研机构的建立

20世纪50年代以后，在党和政府中医药事业政策的大力支持下，各地纷纷建立中医院、中医骨伤科和骨伤科专科医院。特别是在"西学中"政策之下，中西医结合治疗骨折取得良好的疗效以后，各地纷纷建立专门的骨伤科研究机构，对骨伤科的临床问题展开基础研究，阐明其作用机制。据不完全统计，从 1985 年到 2015 年全国建立骨伤科研究院、所 10 余家，其他的骨伤科等临床机构也建立了实验室，标志着骨伤科正在从临床向基础理论研究迈进。

国内较早建立的科研机构是上海市伤骨科研究所和洛阳正骨研究所。上海市伤骨科研究所于 1958 年在原上海广慈医院（现上海交通大学医学院附属瑞金医院）骨科和伤科的基础上创立。1959 年，洛阳正骨研究所在洛阳正骨医院基础上创建，2006 年更名为河南省正骨研究院。

1977 年，中国中医研究院骨伤科研究所正式成立，尚天裕任中国中医研究院副院长兼骨伤科研究所所长。1997 年，中国中医研究院骨伤科研究所、北京针灸骨伤学院骨伤系和北京针灸骨伤学院附属医院合并组建了中国中医研究院望京医院（2006 年更名为中国中医科学院望京医院）。1977 年，天津医院成立了天津市中西医结合治疗骨折研究所（1996 年改名为天津市中西医结合骨科研究所）。1986 年，上海市中医药研究院骨伤科研究所成立，2001 年并入上海中医药大学附属曙光医院。上海中医药大学脊柱病研究院于 2003 年更名为上海中医药大学脊柱病研究所，并入上海中医药大学附属龙华医院。中华人民共和国成立后，成立的科研机构还有 1978 年由成都体育学院附属体育医院更名而来的"成都运动创伤研究所"、1993 年成立的甘肃省中医院骨伤病研究所等。

除了以上科研院所外，还有一些医院建立了骨伤科实验室。2011 年，福建中医药大学成立中医骨伤及运动康复省部共建教育部重点实验室。各大学院校和研究所大多设立了生物力学实验室、药理实验室、细胞培养实验室等，开展了大量基础和临床研究工作。

党和政府非常重视中医科研工作和实验室建设。教育部和国家中医药管理局均遴选了重点实验室。福建省中医院中医骨伤及运动康复实验室、武汉市中医医院骨生物学实验室和上海中医药大学附属龙华医院脊柱病研究所是教育部实验室。2009 年国家中医药管理局公布的中医药科研实验室（三级）有中国中医科学院望京医院、上海中医药大学附属曙光医院、上海中医药大学附属龙华医院等 12 所骨伤科实验室入选。

二、科研课题的开展

中华人民共和国成立以来，骨伤科的科研工作者开展了大量的临床和基础研究，解决了临床中所遇到的问题，阐明了中医药的作用机制，为中医骨伤事业的发展作出了重要贡献。党和政府非常重视中医药的科研工作，从中央到各级政府都下达了多层次的科研课题任务，从各种临床专项研究到基础科研项目。尤其是 20 多年来的国家自然科学基金课题研究，为中医骨伤科的科研工作，尤其是基础科研指明了方向。

从 1997 年到 2020 年，中医骨伤科国家自然科学基金课题累计获批 580 余项，获批数量从 1997 年的 2 项增加至 2020 年的 41 项，呈现逐年增长的态势，说明中医骨伤科充分掌握并利用现代科技手段，探索中医药治疗骨伤科疾病机制。从获批项目涉猎的病种分析，主要包括骨质疏松症、骨性关节炎、股骨头坏死、腰椎和颈椎椎间盘相关疾病、骨折、痛风性关节炎、神经脊髓损伤、骨肉瘤等疾病，几乎涵盖中医骨伤科常见病、优势病种及难治性疾病，体现了中医骨伤在骨质疏松症、股骨头坏死、脊柱退行性疾病、骨关节炎的重大社会卫生疾病的优势和特色。全国各医学院校和科研院所均积极运用现代科技手段挖掘中医骨伤科内涵。从研究方法分析，获批课题涵盖从临床研究到分子通路研究，提示中医骨伤科从经验临床上升为精准治疗。

NOTE

三、科研工作取得的成就

中华人民共和国成立以后，以中西医结合治疗骨折理论、方法和作用机制研究为代表的骨伤科科研工作轰轰烈烈地开展起来。研究病种主要涵盖骨折、骨病、筋伤等骨伤科疾病。随着中国社会的变迁，老龄化社会进程的加快，研究病种逐渐集中于骨质疏松症、骨关节炎等骨与关节退行性疾病。研究内容既包括旨在验证中医药疗法疗效的临床循证医学研究，也包括阐释中医药作用机制的临床基础和基础研究，并通过古代文献整理和挖掘，达到更好继承中医药事业的目的。在科研工作中，科研工作者非常重视科研成果的转化，使科研成果真正造福于民。

（一）骨折与脱位的科研成果

自20世纪50年代起，夹板固定治疗骨折在临床疗效评价、作用机制阐释等研究中取得了重要成就。中医骨伤科的科研工作也大多集中于骨折脱位上。20世纪60年代以后，中医治疗关节内骨折取得了新成就，多采用手法复位、自身重量牵引、夹板固定及早期活动，使完整的关节面对破裂的关节面进行模造，既平整了关节，又恢复了关节功能。对陈旧性关节脱位，总结出牵引舒筋、活动松解等一套治疗办法，提高了陈旧性关节脱位的手法整复率与疗效。

骨外固定器疗法是在总结中、西医固定器械的优缺点基础上，把两者有机结合，运用生物力学、材料力学、理论力学等现代科学理论所取得的新疗法。在骨外固定器械的研制方面，国内是从20世纪50年代后期开始的，至20世纪70年代以后得到了迅速发展。涉及各部位的外固定器层出不穷，不但用于骨折治疗，而且已扩展到骨病、矫形和肢体延长等方面。骨外固定器在全国范围内得以推广、普及和发展。

（二）筋伤病的科研成果

随着老龄化社会进程的加快，颈椎病和腰椎间盘突出症等筋伤疾病呈现高发态势，逐渐成为中医骨伤科科研工作的重点之一。有关筋伤疾病的研究，主要集中于手法和药物的研究。早期整理了理筋手法，由于地区不同，各家师传的名称亦不统一，各家手法均有其特点。如《魏指薪治伤手法与导引》中将手法分为十六单式手法和由几个动作组成的复式手法十八种复式手法，《刘寿山正骨经验》则把理筋手法整理为舒筋八法。杜自明《中医正骨经验概述》把软伤手法归纳为十种手法。

在筋伤疾病研究中具有代表性的单位有中国中医科学院望京医院和上海中医药大学等。望京医院理筋手法治疗颈椎病的研究分别于2009年和2017年两次获得国家科技进步二等奖。上海中医药大学附属龙华医院针对颈椎病开展了基础和临床研究，提出了"益气化瘀补肾法"治疗脊髓型颈椎病的法则，并开发了新药，于2011年获得国家科技进步二等奖。

（三）骨病的科研成果

骨病的研究主要集中于骨髓炎、股骨头缺血性坏死、骨质疏松症和骨关节炎等病种上。通过对1997~2020年获批的国家自然科学基金课题数量进行分析，就可以发现，骨质疏松症及骨质疏松性骨折、骨关节炎和股骨头缺血性坏死的课题数量分别达62、70和42项，占中医骨伤科课题总数的30%左右。具有代表性的研究，如广州中医药大学围绕股骨头缺血性坏死，上海中医药大学围绕骨质疏松症都开展了从基础到临床的多年研究，并取得了丰硕的科研成果。

（四）获奖

党和政府非常鼓励中医骨伤科科研人员的工作热情，各级政府在各个层次上进行了表彰和颁奖，其中具有代表性的是国家科技进步奖。截至 2019 年，全国中医骨伤科科研单位或人员共获得国家科技进步奖 9 项，其中二等奖 8 项，三等奖 1 项。

四、学术交流

（一）专业学会

中华人民共和国成立以后，在党和政府的大力支持下，中医骨伤科的医疗、教学和科研工作发展迅速，学术交流空前繁荣。为顺应时代需求，中华中医药学会、中国中西医结合学会和世界中医药学会联合会相继分设了骨伤科分会（专业委员会），很多省市的中医药学会、中西医结合学会也都增设了骨伤科分会，还有一些学会开设了以骨伤科疑难疾病或特色治疗方法为研究内容的分会。学会组织成为党和政府联系中医骨伤科从业人员的纽带，起到了增进团结与合作，提高学术水平，发现、培养、评选、表彰和奖励优秀人才，促进中医骨伤科文化传承和弘扬，扩大影响的重要作用。为便于学术交流，部分学会与科研院所等主办了专业期刊。学会和期刊坚持振兴中医骨伤科事业，为促进中医骨伤科事业的发展与繁荣作出了重要贡献。

中华中医药学会骨伤科分会于 1986 年在上海成立，其不仅定期组织会员开展学术交流，在全国开展了"骨伤名师"和"骨伤名科"的评选和表彰工作，而且通过了骨伤科二级分科方案，制订骨伤科行业标准，完成了 44 项骨伤科常见病指南，为中医骨伤科学专业 2019 年再次成功列入教育部本科招生目录做了大量呼吁和争取工作。中国中西医结合学会骨伤科分会成立于 1985 年。世界中医药学会联合会骨伤科专业委员会于 2006 年在北京成立，增进了世界各国（地区）中医骨伤科团体之间的了解与合作，推动了中医骨伤的国际交流、传播与发展。

（二）专业期刊

中医骨伤科专业期刊主要有《中国骨伤》《中国中医骨伤科杂志》《中医正骨》三种。期刊以反映学术进展，引领学科发展，提高中医骨伤科学术水平和医疗、科研、教学质量为己任，具有弘扬中医骨伤科传统、促进中医骨伤科现代化的重要意义。

《中国骨伤》是由中国中西医结合学会和中国中医科学院主办，1987 年由中国中医研究院骨伤科研究所创刊。1993 年中国中医药学会骨伤科分会创建《中国中医骨伤科》，委托湖北省中医药研究院承办，2000 年更名为《中国中医骨伤科杂志》。1960 年，河南省洛阳正骨研究所创办了《科研资料》，1985 年改名为《骨伤科通讯》，由全国中医学院骨伤科教学研究会和河南省洛阳正骨研究所合办，内部发行，1989 年更名为《中医正骨》，由中华中医药学会、河南省正骨研究院主办。

思考题

1. 中华人民共和国成立之前，中医骨伤科没落的原因有哪些？
2. 简述西方医学的传入对中医骨伤科的影响。
3. 中华人民共和国成立以后，中医骨伤科得到了空前发展，表现在哪些方面？原因有哪些？
4. 简述中西医结合治疗骨折的成就。
5. 中医骨伤科未来的发展方向是什么？

NOTE

第八章　当代中医骨伤科学术流派及民族骨伤科简介

第一节　当代中医骨伤科学术流派简介

中医骨伤科学术流派是指中医骨伤科学在长期历史发展过程中形成的具有独特学术思想或临床诊疗技术，有清晰的学术传承脉络，有一定的社会影响力与公认度的学术派别。有代表性人物、代表性思想和代表性著作是学术流派形成的主要标志。

中医骨伤科萌芽于原始社会，基础理论形成于战国、秦汉时代，诊疗技术于三国、两晋至隋唐、五代时期得到了较大发展。宋、辽、金、元时代百家争鸣，促进了基础理论和诊疗技术的发展。明清时期，诸多中医骨伤大家总结了前人的经验，不断提出新的理论和观点，撰写了大量专著，进而形成了不同的学术流派。中华人民共和国成立前，流派的传承以家传和师承为主，主要在私人诊所开展。

中华人民共和国成立后，党和政府高度重视中医流派的建设和传承，取得了许多令人瞩目的成绩。2006 年，经国务院批准，由文化部确定并公布了第一批国家级非物质文化遗产名录，中国中医科学院报送的"中医正骨疗法"成为第一批国家级非物质文化遗产代表性项目之一。截至 2018 年，共有 5 项各地各流派报送的"中医正骨疗法"成为国家级非物质文化遗产代表性项目。

为了梳理流派传承脉络，完善流派学术思想，提炼流派诊疗技术，挖掘流派文化特色，促进学术流派的传承与发展，形成中医学"一源多流"的学术及文化特色。2013 年，国家中医药管理局启动了全国中医学术流派传承工作室建设项目，建设全国第一批 64 家中医流派传承工作室。其中，北京清宫正骨流派传承工作室等 13 家骨伤科流派工作室成为首批获得支持建设的骨伤科流派，这对骨伤科流派的建设起到了重要的推动作用。

流派的传承是造就特色中医骨伤科学的重要形式。通过倡导各流派的相互争鸣与渗透，达到繁荣学术、丰富内涵、促进创新、推动骨伤科学整体发展的目的，并助推大师的涌现，以及师承或学术群体链带效应的形成，最终展现出"一源多流"多元化发展的生动局面。流派的发展和传承，以及与医院和院校的结合，促进了中医骨伤科在临床实践、科学研究和人才培养等方面的进步，也促进了流派自身的发展。

一、当代中医骨伤科学术流派产生的时空背景

（一）地域背景

中国地域辽阔，各地气候物产、地形地貌、居民体质、生活生产方式的巨大差别，是产生

各地中医骨伤科流派的地域背景。同时，地域的广阔，山川河流的阻隔，交通交流的不便，也是保持中医骨伤科流派不同学术思想稳定传承的空间背景。岭南地区独特的地理和人文环境，以及在对外开放较早的广东，中西医的融会贯通，不断充实发展岭南骨伤科的内涵，使岭南骨伤科学术流派呈现"一源多流，流派纷呈"的传承与发展特征，在发展中逐渐形成了行伍兵家派、南少林伤科派和南海医家派等分支。

（二）时代背景

1. 儒、道、佛家思想对骨伤科流派的影响 儒家"仁者爱人"的思想，促进了各流派重视医德教育和传承，形成了"医乃仁术"等高尚的医德理念。《医宗金鉴·正骨心法要旨》中对手法"使患者不知其苦"的基本准则是清宫正骨流派手法"轻、巧、柔、和"特点的人文内涵。重庆燕青门正骨流派遵循"德为医之首，术为医之基""上明天理，下明地理，中明人理，深明医理，通晓哲理"的祖训。湖南孙氏正骨流派将家传医术与梅山医学中的接骨术相结合，形成了具有道教医学特征的孙氏正骨术。

2. 骑射和武术对骨伤科流派的影响 武术、骑射与骨伤科学有着深远的历史渊源。冷兵器时代，将士在战争和日常操练中筋骨外伤救治的强烈需求，是促进骨伤科诊疗技术不断进步的时代需求。

清宫正骨流派起源于满蒙兵营之中。明末清初，蒙古医生绰尔济·墨尔根将其独特医术传授给满蒙八旗士兵，培养了大批骨伤科医生，满语称之为"绰班"。四川何氏骨科起源于蒙古族传统骨伤科，迄今已近400年。何氏祖姓特呼尔氏，系蒙古族医武世家，祖辈皆以武功、医术著名，随清军入蜀，定居于四川成都满城军营的永平胡同（今柿子巷）。四川杜氏正骨将骨伤科的损伤分为骨骼伤（硬伤）与软组织损伤（软伤）两类，治疗骨折、脱位的硬伤有"牵、卡、挤、靠"四大手法，前述三种手法用于正骨复位，第四种"靠"法用于固定。

南宋时期，河南嵩山少林寺僧南下，创建了蜚声海内外的南少林拳。南少林在传承过程中与骨伤科之间的关系尤为紧密，因此，南少林骨伤流派在传承过程中出现了很多医武结合的名师。其中，代表性人物有福州林如高、漳州章宝春、泉州庄子琛等。清康熙年间，燕青拳传人、河间府沧县张先师创立了燕青门，其正骨疗法为沧州独家武医，初多针对同门习武造成的各类骨伤骨病进行诊治，其技法在历代的掌门弟子中通过口传心授进行传承。清嘉庆元年（1796），郭氏正骨发端于河南省洛阳市孟津县平乐镇，迄今已有200余年。河南郭氏正骨兼收少林伤科学术流派和薛己学术流派之长，在长期的医疗实践中形成了自己独特的学术思想体系，以及以手法复位、夹板外固定、药物辨证论治和功能锻炼为特点的一套系统的治疗法则。被尊称为"武医宗师"的四川伤科名家郑怀贤是中国运动创伤医学体系的奠基人，他继承发扬了"武医结合"的优良传统，最先在成都体育学院创办医学专业，专门从事运动创伤的教育研究工作。

3. 政治、经济环境对骨伤科流派的影响 自金代开始，至元、明、清，北京始终是各朝代的首都。特殊的历史背景和地理区域，使燕京医派形成了清代遗留下来独有的太医院宫廷医学发展体系。清宫正骨流派发端于清政府主办的上驷院绰班处，具有浓郁的政府背景，是典型的宫廷医学（图8-1）。政府对流派传承和人才培养在提供大力保障的同时，对于诊疗技术质量也提出了严格要求，这也促进了学术流派的健康发展。坐拥国家政治、经济、文化发展中心，使燕京流派具有了海纳百川、融会贯通、不断创新的特质。

NOTE

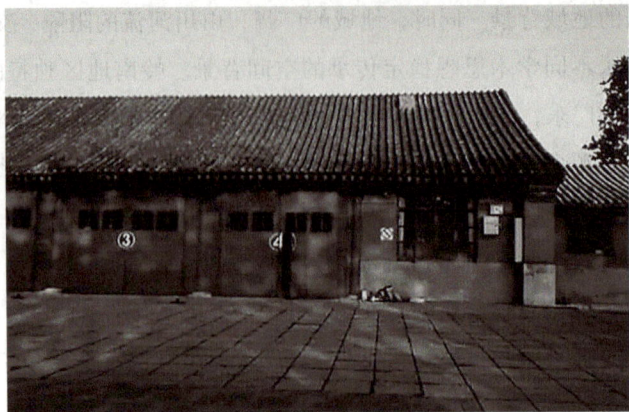

图 8-1　上驷院遗址

近代，随着上海、广州等沿海城市开埠通商，经济迅速发展，人口大量增加，近代交通和工业的快速发展，对中医骨伤科医生的迫切需求，都促使了各地流派纷纷向上海和广州等新兴工商业发达的大都市聚集。

如上海八大家之一的石氏伤科创始人石兰亭，原籍江苏无锡，早年精于武术，开设镖局，走南闯北，同时研究出独到的正骨疗法，融传统武术整骨手法与中医内治调理方法于一炉。中年以后弃武从医，于 19 世纪 70 年代举家迁居沪上，悬壶上海，迄今已有 140 余年历史。同为上海八大家之一的魏指薪，出生于山东省曹县世医之家，年轻时随父魏西山学习中医骨伤科医术，1925 年抵沪开设正骨诊所。同时，开放的上海和西方文化的涌入，也为中医骨伤科各流派的生存、传承与发展创新提供了前所未有的空间，形成了以兼收并蓄、开放包容、汇通创新为特点的海派医学。

战乱、逃难等带来了人口的迁徙和技术的传播。抗战时期，为避战乱，燕青门正骨传人赵锦才由沧州迁至重庆，并在重庆大阳沟开设燕青门国医伤科赵锦才医馆，使燕青门正骨在重庆得以传承发扬，并于 1941 年牵头创办了重庆中医骨科医院。1926 年，辽宁华山正骨传人孙永和携子孙荣闯关东，在安东东港（今辽宁东港市）开设接骨诊所。甘肃陇中正骨创始人郭均甫师承于平乐郭氏正骨专家郭耀唐先生门下，1945 年赴兰州参加医疗救助活动，开始了在甘肃省长期的骨伤科医疗实践工作，创建了陇中正骨流派。

二、当代中医骨伤科学术流派的共同特征

（一）家学渊源，传承有序

家学渊源是骨伤科学术流派形成和发展的基础。多数流派传承年代久远，具有深厚的家学渊源，代代相传，形成了完整的学术传承体系。清宫正骨流派的起源可以追溯至明末清初，迄今已有 400 余年的历史。正式确立学派以后，历经刘寿山、孙树椿等，现已传至 7 代以上。四川何氏骨科流派肇始于清代康熙年间，迄今已有 300 余年的历史，传承 6 代以上。河南平乐郭氏正骨流派创始于清代乾隆、嘉庆年间，至今已 7 代家族亲传。上海石氏伤科流派发展迄今已历 4 代以上。山东肥城梁氏正骨始于梁遂，历 14 代，300 余年，传承至今。

（二）注重经典，守正固本

各流派均注重中医药经典和基本功的培养。《医宗金鉴·正骨心法要旨》被上驷院绰班医生

视为金科玉律，因此，清宫正骨学术流派也可以称为"正骨心法学派"。湖南岳阳张氏正骨流派的主要学术思想源于《黄帝内经》《难经》，又宗蔺道人、薛己等骨伤名家。

（三）因地制宜，保持特色

基于当地独特的物产和文化，广西八桂骨伤科流派擅长以云香精、玉林正骨水、十一方药酒、五方散等特色药物和驳骨术、韦式整脊手法等独特手法治疗骨伤疾病。作为我国北方独具特色的流派，吉林天池伤科流派根植于我国东北地区满、汉、蒙古等民族之中，将丰富的道地药材与家传医术紧密相融，始终坚持对鹿茸等东北道地药材展开研究。

（四）依托公立医院，造福于民

中华人民共和国成立以后，各流派传人逐步从私人诊所的执业方式转变为开办骨伤科专科医院，或到各级政府主办的医院创建独具流派特色的骨伤科，为当地人民的健康作出了重要贡献，同时，流派和医院都得到了良好的发展。目前这些流派依托的医院很多都是三级甲等中医院或三级甲等中医骨伤科专科医院。如平乐郭氏正骨传人高云峰 1956 年创建了洛阳专区正骨医院（现河南省洛阳正骨医院）。华山正骨创始人孙华山 1958 年在沈阳市第一医院的基础上创建沈阳市正骨医院（现沈阳市骨科医院）。山东省文登整骨医院 1958 年成立后，聘请山东"孙氏整骨"第三代传人孙竹庭坐堂应诊。佛山市中医院创建于 1956 年，建院初期，骨伤科由著名岭南骨伤科专家李广海先生等人创建。

（五）依托院校教育，传承发展

由于专业性、技艺性非常强，历史上，中医骨伤科大都采用家族和师徒的方式进行传承，对骨伤科流派的传承发展作出了重要贡献，成就了众多的中医骨伤科世家和流派。因此，家传和师承就成为骨伤流派传承的重要方式。这两种传承方式虽然能够保证核心技艺的历史延续性，但不可避免经验传承的局限性和"近亲繁殖"，在很大程度上限制了其学术影响的范围，甚至造成了传承的危机。

中华人民共和国成立以后，以现代院校教育为主的培养方式使骨伤科传承从传统的家传和师承模式转变为以现代院校教育为主的新格局，实现了骨伤科人才培养的规模化和规范化，这无疑是骨伤人才培养的一大进步。各流派的传人或者在各地中医药大学等中医药教学机构进行教学和传承，或者开办正骨学院等专门的骨伤科教学机构。如平乐郭氏正骨传人高云峰在 1958 年创办了我国第一所中医骨伤科高等教育机构——河南省平乐正骨学院，该学院为全国各省市输送了大批优秀的中医骨伤科人才，但统一的教学要求使得流派特色日趋淡化。因此，构建院校教育与师承教育相结合的新模式，充分发挥院校教育与师承教育的互补优势，采用如博士、硕士研究生和传承博士后培养等多种教育途径，培养一批骨伤科理论功底深厚、诊疗技术优秀的传承人才，是目前诸多骨伤流派传人在思考和探索的重要课题之一。

（六）借助科研院所，继承创新

为了验证各流派独特的理论和技艺的临床疗效，规范其适应证，阐释作用机制，促进中医骨伤科事业的发展，中华人民共和国成立后，各流派的传人纷纷创立研究机构，借助现代科研手段对各流派的特色药物和手法进行了大量的研究工作，取得了一系列重要科研成果。

起源于明末清初，名闻津门的天津苏氏正骨第六代传人苏绍三，1953 年应方先之的邀请，在天津举办的高级骨科医师进修班上进行授课，并与其共同研究，改进了原有的固定器具小夹板、竹篾等，为中西医结合治疗骨折作出了贡献。

1958年，上海八大家之一"魏氏伤科"的创始人魏指薪和我国骨科奠基人之一叶衍庆，在原上海广慈医院（现上海交通大学医学院附属瑞金医院）骨科和伤科的基础上，创立了上海市伤骨科研究所。建立伊始，该所用现代科学的方法做了大量的基础理论研究，阐明中西医结合疗法治疗骨折的科学性，为临床提供了理论依据，同时也促进了其流派的发展。

平乐郭氏正骨第五代传人高云峰于1959年创建了洛阳正骨研究所（2006年更名为河南省正骨研究院）。20世纪80年代以来，石氏伤科第三代传人石印玉和施杞先后创立了上海市中医药研究院骨伤科研究所和上海中医药大学脊柱病研究院（2003年更名为上海中医药大学脊柱病研究所）。

（七）主动吸纳现代科学技术，海纳百川

中华人民共和国成立后，尤其是改革开放以来，面对疾病谱的改变、综合性医院骨科的高速发展势头，为满足人民群众对健康的迫切需求，各地骨伤科流派传人不满足于传统的正骨技艺和特色药物，纷纷学习西医学知识，改善医院的诊疗设备，细化科室，开展了大量高精尖的复杂骨科手术，提升了医院的服务水平，在当地成为极具竞争力的骨科医疗机构。

（八）交流融合，共同发展

在中华中医药学会骨伤科分会等学术组织的组织下，各流派进行了大量的学术交流。知名的学术流派也在各地纷纷建立流派传承工作室，促进了各流派之间的学术交流，共同提高学术水平。如清宫正骨流派在广州、沈阳、成都、无锡、泰州等地建立了多处清宫正骨流派门诊及工作站。岭南骨伤科流派的重要传承地——广东省中医院不囿于一门一派之见，建立了清宫正骨流派广东工作站、石筱山伤科学术研究中心广东分中心、国医大师刘柏龄名医工作室、全国名老中医孙树椿名医工作室等。

（九）著书立说，弘扬学术

在党和政府的关怀和支持下，自1956年后，各地名老中医和流派的正骨经验普遍得到了整理和继承。出版的著作有：石筱山的《正骨疗法》、郭春园的《平乐郭氏正骨法》、魏指薪的《伤科常见疾病治疗法》《魏指薪治伤手法与导引》、王子平的《祛病延年二十势》《拳术二十法》、郑怀贤的《伤科诊疗》《正骨学》《伤科按摩术》《实用伤科中药与方剂》《运动创伤学》、杜自明的《中医正骨经验概述》、何竹林的《中医骨伤科学》、刘寿山的《中医简明伤科学》《刘寿山正骨经验》、梁铁民的《正骨学》《正骨经验荟萃》、孙华山的《正骨学讲义》、林如高的《林如高正骨经验荟萃》等。近年来，各流派传人的著述更是不胜枚举。各流派宝贵经验的整理和继承，促进了中医骨伤科学的传承和壮大。

思考题

1. 当代中医骨伤科流派产生的时空背景有哪些？
2. 当代中医骨伤科流派的共同特征是什么？
3. 如何通过传承骨伤科流派促进中医骨伤科学形成"一源多流，精彩纷呈"的繁荣局面？

第二节　民族骨伤科简介

2017年7月1日，随着《中华人民共和国中医药法》正式实施，从法律层面明确了中医药

是包括汉族和少数民族医药在内的我国各民族医药的统称，还对依法促进和规范少数民族医药发展做出了具体规定。

我国是一个有着 56 个民族的文明古国，地域辽阔，地理环境差别大。在漫长的历史长河中，生产力的发展和科学的进步，产生了具有各民族特色的诊疗技术和方药，形成了千姿百态的民族医药雏形，为民族的繁衍发展和中华传统医药的传承作出了突出贡献。有的民族医药有大量的文献、专著，已形成医药理论体系，如藏医药学、蒙医药学、回族医药学、傣医药学等。有的民族医药基本传承汉族医药的理论与医技，但同时保留了本民族的医药特色。有的民族医药理论体系尚不够完整，或者虽无文字文献记载，在生产生活实践中积累了骨伤科疾病丰富的医药知识和实践经验技术，言传口授，留传于民间。随着中华民族的伟大复兴和各民族大团结交融，各民族的医药学，包括骨伤学将进行更为深入的交流、融合与发展。

一、蒙医药学

蒙医药学是由萨满医疗为代表的原始宗教医疗与民间经验医疗知识共同组成的（图 8 - 2）。蒙医传统正骨术是蒙古族先民在特有的生产生活习俗及生存环境中同自然灾害和伤病长期斗争经验的结晶。以其手法简单、操作安全、患者疼痛感少、损伤少、愈合快、并发症少和机体功能恢复好而著称。

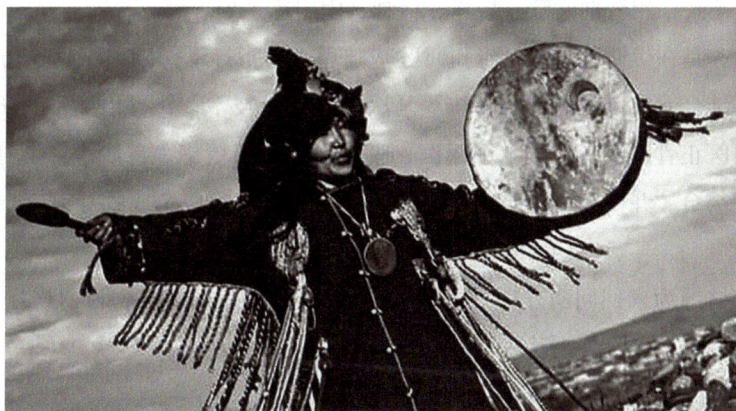

图 8 - 2 进行萨满仪式的人

初期《医药月蒂》记载了蒙古族祖先零散的骨骼解剖知识和原始而独特的外伤诊治技术。金元时期是蒙医正骨医学的兴盛时期。《饮膳正要》记载了酒具有改善循环，促进药物吸收，并有消毒、消炎、麻醉和强筋接骨等作用。藏医《四部医典》等兄弟民族医药学典籍的传入，使蒙医正骨疗法在理论和实践方面都得到了充实和发展。随后，蒙古族同汉、藏、满、回等兄弟民族之间的文化交流日益扩大，蒙医药有了进一步的发展和提高。蒙古族正骨医生觉罗伊桑阿和著名外科医生、正骨学家绰尔济·墨尔根等在正骨及治疗外伤方面取得了较大成就。白酒的使用是蒙医正骨的特色之一，20 世纪初，出现了融合萨满医生各种优良治疗术为一体的喷酒正骨法。喷酒既能分散患者注意力，起到精神疗法的作用，同时也是在发挥气功、赫依（气）等作用。

中华人民共和国成立后，国家大力扶植中医药及民族医药的发展，内蒙古自治区兴办了中蒙医医院、中蒙医研究所、中蒙医院校，传统蒙医正骨术也开始进入正规医疗机构。从 20 世

NOTE

70 年代开始，蒙医正骨术开始了以学徒传承为主，师徒传承与家族传承相结合的发展阶段。1958 年蒙医正式进入了高等学府。近年来，通过收集整理古籍，以及民间名师有关骨伤治疗的经验总结，蒙医正骨术的临床及理论水平不断提高，通过充分吸收和利用西医学技术，使得蒙医传统正骨术越来越专业化、科学化和规范化。

二、回族医药学

回族医药学源于诞生于西亚阿拉伯发源地的伊斯兰医学，中世纪后叶随穆斯林东迁而进入中国，与中医学交融，形成了东西方医药文化交融、结合和积淀的回族医药学。

唐末西域医药家李珣（人称"李波斯"）著《海药本草》，总结了海外药物的临床应用。宋代，随着海上丝绸之路的兴盛，大量阿拉伯香药和西域胡医方术的传入，推动了中国药物制剂方法和中医的发展。《太平惠民和剂局方》中，以香药命名的医方苏合香丸、至宝丹、牛黄清心丸等沿用至今。

元代朝廷设京师医药院"广惠司"和回回医官，建立"回回药物院"，回族医药学的发展达到鼎盛时期，并出现了集阿拉伯医学与中医学为一体、具有中国回族特色综合性医著的《回回药方》，其第 34 卷分金疮、折伤（骨折）、针灸、汤火伤、棒疮、齿伤六门十类。"折伤门"包括伤损、接骨、骨脱出、脱臼四大类。对不同类骨伤，在诊断时用特殊方法确定"伤损动静"和碎骨在肉内，治疗采用膏剂贴敷、接连、移骨、固定等系列手段。

回医正骨学，是在伊斯兰医学思想和回医基础理论的指导下，以《回回药方》折损、接骨类医论为典要，结合元代传入的古希腊、罗马医学理论及技术，并与传统中医学相融合，从而形成中国化的回医正骨医术。它继承了回医，吸收了中西医精华，在治疗各类骨伤中，运用手法复位与药剂相结合，并以夹板固定，不开刀，不打石膏，不用金属物穿刺牵引，使骨折患者免于有创治疗。

回医理筋疗法原为《回回药方》"折伤门"中治疗筋伤病的方法，目前该疗法散在于民间，较为集中应用的是"宁夏汤瓶八诊疗法"（图 8-3）。

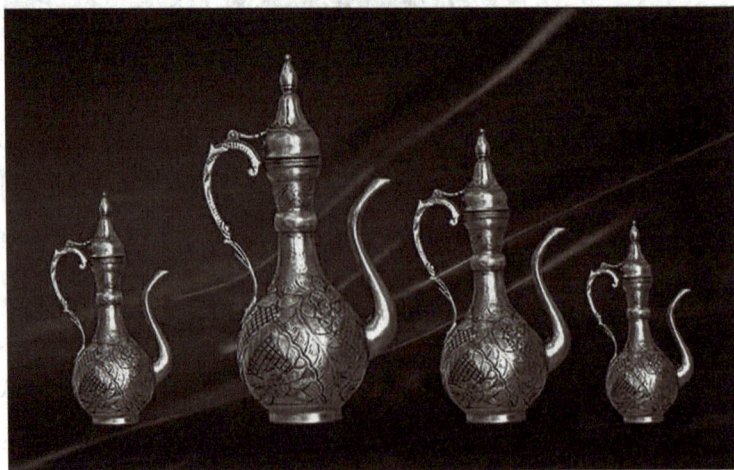

图 8-3　宁夏汤瓶八诊疗法所用汤瓶壶

三、藏族医药学

藏族人民世代生活在雪域高原，长期以游牧为主，在与自然和疾病的斗争中，形成了独具特色的藏医药学体系，迄今已有3800多年的历史。

641年，文成公主携带中医药书籍、方剂和器械等出嫁吐蕃，当地贤达将这些中医药学书籍与象雄医学结合起来，编译成《医疗大全》，为藏医药学的发展奠定了基础。8世纪，藏医药学著作《月王药诊》总结了藏医药学实践经验，同时吸收了中医学和印度吠陀医学等医学精华，初步奠定了藏医药学的理论基础。8世纪下半叶，藏医泰斗宇妥宁玛·云丹贡布汲取各地医学精华，撰写《四部医典》，全书共分为《根本医典》《论说医典》《秘密医典》《后续医典》四个部分，形成了完整的藏医药学理论和实践体系，藏医药学已经发展到成熟时期。17世纪中叶，创建藏医学校，绘制《四部医典》彩色教学挂图（唐卡），把医学和艺术完美结合，系统描绘了藏医学的基本理论、人体的解剖构造（图8-4）及生理功能，疾病的病因、病理及症状、诊断方法及治疗原则，药物种类、性味及用法，饮食、起居及卫生保健知识、行医守则等内容。

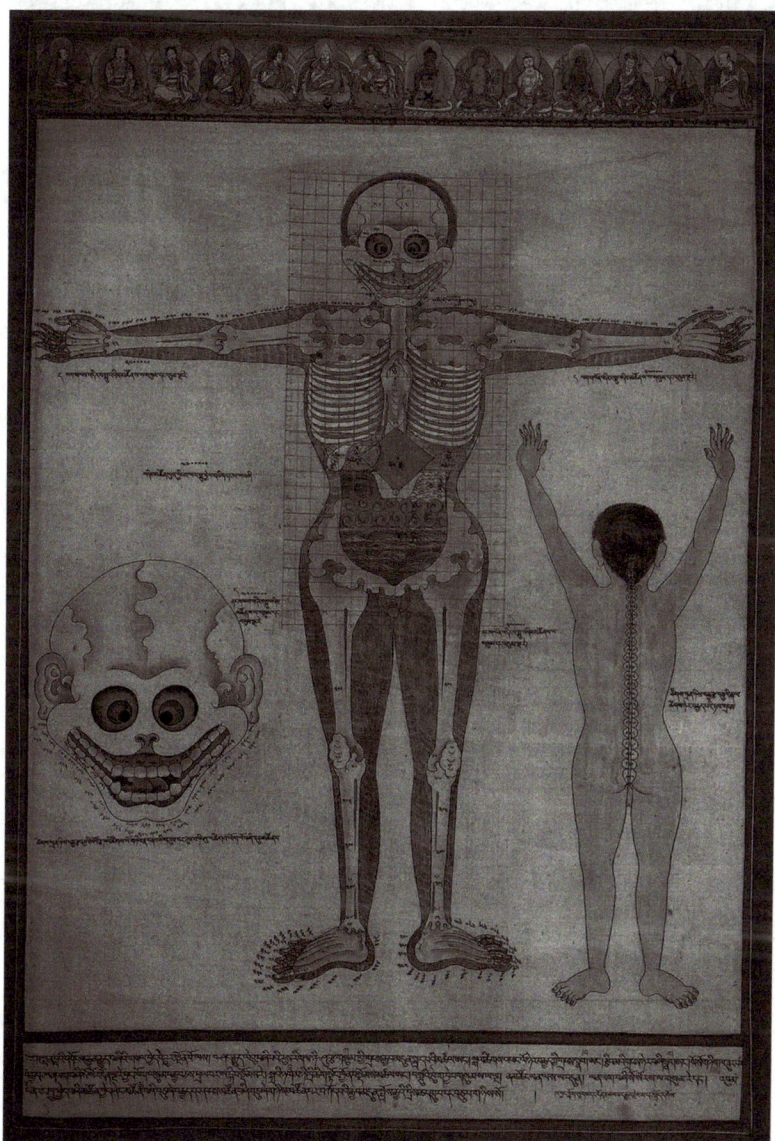

图8-4 《四部医典》曼唐第九图（本图表现了全身骨骼和脏腑的形态）

NOTE

　　《四部医典》有8章叙述创伤概论，另有各部位创伤5章，共13章，对外伤引起的骨折、创伤、出血的临床分类、临床表现、鉴别诊断、急救处理、治疗措施、预防方法等方面做了全面阐述。设计了各类骨伤科手术器械，如探针、手术钳、手术镊、手术刀、穿刺针、挖匙、骨锯、筋脉刀、骨钻、手术钩、烧灼器、铅勺、吸引罐等（图8-5）。骨折的治疗由手法整复、外敷药物、夹板或牵引固定、功能锻炼四个基本步骤组成。整复四肢骨折时，首先用牵引法使骨折断面连接好，然后用山羊、绵羊、马或驴等乳汁洗涤骨折处，以檀香、冰片、红花和牛乳等配制外敷，一昼夜后内服青稞酒。开放性骨折断端外露，把外露的骨折断端用酒洗涤后进行接骨。外固定采用不同类型夹板，如轻夹、木夹、毡夹、竹子夹等，所包缠带有绸布、粗布等。以上这些理论和操作方法，对藏医骨伤科的发展起了很大的促进作用。

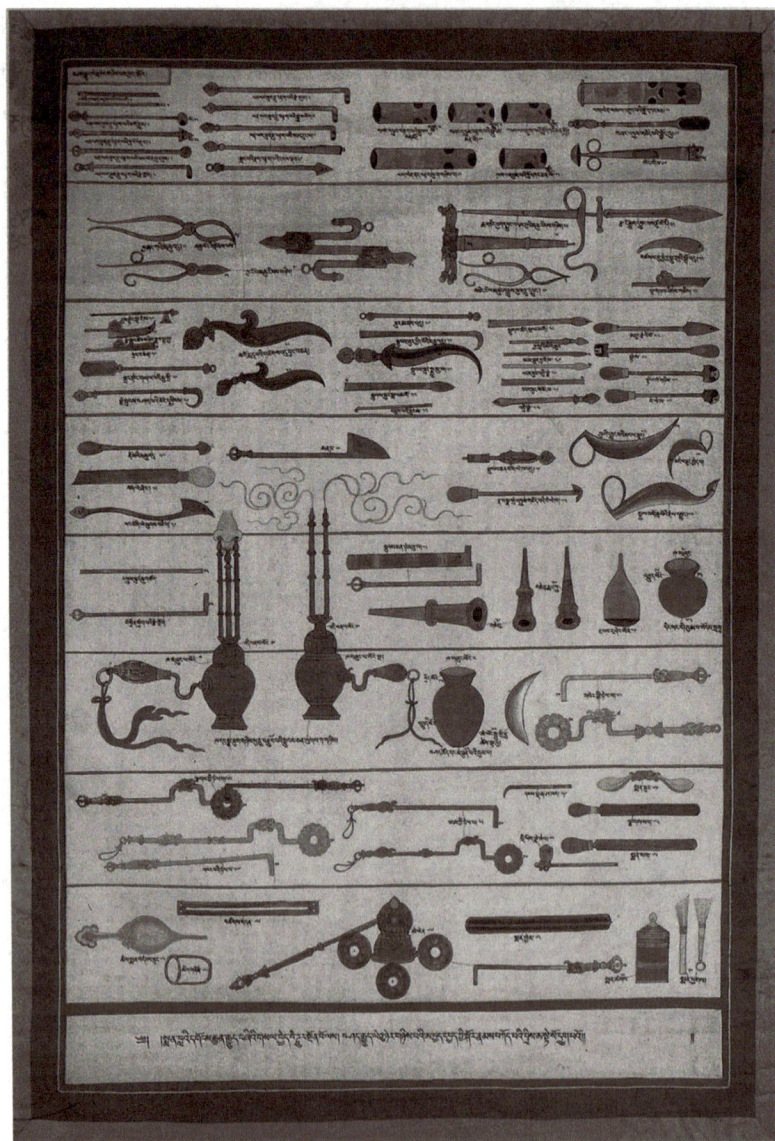

8-5　《四部医典》曼唐第三十六图（本图描述了各种奇特的手术用具）

四、其他民族医药学

傣族主要生活在云南西双版纳等热带、亚热带地区，受到古印度医学、汉医学的影响，傣医骨伤科经过几千年的沉淀，形成了独具特色的理论体系和治疗方法。傣医学中专门医治骨病的医师，称之为"摩雅鲁哈"。"摩雅鲁哈"有两种，一种纯粹采用草药治疗，大多采用草药外包、外涂、外熏等；另一种是纯粹采用传统的巫医治疗，大多是采用神秘的口功和咒语吹、拍、按摩等技术治疗，以及"赛水"心理疗法综合治疗。傣医籍《嘎牙山哈雅》中将筋称为"应"，将骨称之为"路"。傣医很早之前就对人体解剖有了很深的认识，并且根据解剖知识与傣医基础理论，形成了指导临床诊疗的经筋学说。傣医学对慢性筋伤疾病也有描述，"拢梅兰申"病相当于中医学的痹证，"接腰"相当于中医学的腰痛，采用了"烘雅、暖雅、阿雅、囊雅、沙雅、果雅、闭抱"等十大传统疗法治疗各种慢性筋伤疾病。傣医学中的"阻伤"，相当于西医学的急性软组织损伤，其验方"雅果阻伤"对"阻伤"的治疗有着独特疗效。

我国苗族人民主要生活在湖南湘西、贵州、云南等地，历经五次向山区的大迁徙，长期的山地生活，使苗族人民学会了充分利用大自然而生存，形成了独特的苗医药体系。苗医学的历史人物大都是传说中的人物，因为苗族没有自己的文字，靠的是口口相传，以传承自己的治病方法。苗医骨伤科对骨折脱位、出血和创面修复的诊断及治疗等都有比较全面的阐述。整复四肢骨折时，首先采用正骨手法使骨折处骨肉放松，通过手法治疗达到止痛的目的，再行复位、固定。外固定材料一般因地取材，常采用竹夹板、木夹板等。发明了双臂悬吊法、悬梯移凳法、背椅法等骨折脱位复位方法。苗医"化水疗法"中的"断血水"和"铁牛水"可止血止痛，用于治疗骨折，"雷公水"用于排脓治疮。鲜药外敷是苗医最常用的外治疗法，弩药针疗法治疗颈肩腰腿痛等慢性筋伤疾病有显著疗效。

维吾尔医学是维吾尔族劳动人民在漫长的医疗实践中与疾病不断做斗争而创造出来的医学体系，有着丰富经验和独特理论，是中国传统医学的重要组成部分。维吾尔族祖先因受到自然灾害的威胁，早已懂得利用一些自然因素来处理简单的疾病。如用温泉浴，披兽皮和灼热的细沙掩埋肢体，来解除关节疼痛。从墓葬出土的骨骸中可知，早期生活在天山南北的古代维吾尔族祖先已有较高水平的外科技术和接骨方法。中华人民共和国成立后，著名的维吾尔医正骨师萨木萨克等骨折外固定专家们对骨折脱位的维吾尔医特色诊疗方法进行了继承、整理和提高，形成了较为成熟的综合治疗方法及技术。维吾尔医骨科具有骨病（慢性疾病）和正骨（骨折、脱位）技术的传统特色。骨病治疗以内服、外敷为主。近年来，维吾尔医骨病特色治疗获得了国家的认可，确立了维吾尔医骨性关节炎的病因、诊断标准、体液分型，公布了维吾尔医膝骨性关节炎（膝关节努合热斯）的诊断标准、诊疗指南和疗效判断标准。

思考题

民族骨伤科学术思想和治疗方法与中医骨伤科传统思想和治疗方法不同的原因是什么？对当代中医骨伤科学的发展有什么启示作用？

附　录

附录一　中国历史年代简表

夏			约前 2070—前 1600	西魏		535—556
商			约前 1600—前 1046	北周		557—581
周	西周		约前 1046—前 771	隋		581—618
	东周	春秋	前 770—前 476	唐		618—907
		战国	前 475—前 221	五代	后梁	907—923
秦			前 221—前 206		后唐	923—936
汉	西汉		前 206—25		后晋	936—947
	东汉		25—220		后汉	947—950
三国	魏		220—265		后周	951—960
	蜀		221—263	十国		891—979
	吴		222—280	宋	北宋	960—1127
两晋	西晋		265—317		南宋	1127—1279
	东晋		317—420	辽		960—1125
南北朝	南朝	宋	420—479	西夏		1038—1227
		齐	479—502	金		1115—1234
		梁	502—557	元		1206—1368
		陈	557—589	明		1368—1644
	北朝	北魏	386—534	清		1644—1911
		东魏	534—550	中华人民共和国		1949 年 10 月 1 日成立
		北齐	550—577			

附录二　中国骨伤科大事件年表

年代	事件
远古—前21世纪	原始时期，人们从采集食物中，逐步发现了一些植物药。由于火的发明，逐渐产生了熨法和灸法。氏族公社时期，使用了砭石、骨针，认识了更多的药物。新石器时代仰韶文化时期，原始人的遗骨中，有不少骨骼是生前受过伤和患过骨病的
约前16世纪—前11世纪	传说在商代初期已开始使用汤液治病（据《针灸甲乙经》序"伊尹……撰用神农本草以为汤液"） 殷墟甲骨文中已有许多病名、证候，其中不少是关于骨伤疾病及按摩、外敷药物、药熨治病的记录
前11世纪左右	《诗经》《山海经》中记载了多种药物，其中许多的药物都可以治疗疾病。周代医学开始分科并制定了医事管理制度，骨伤科已经初见雏形。《周礼》记载有食医、疾医、疡医、兽医等医事制度。其中疡医即职司外科、骨伤科的医生，并载有疡医所用之"祝药、劀杀"治疗方法及"五毒"之药。西周时代，开放创伤的清创思想已有萌芽，内外并治的观点已经形成。《礼记》《周易》中也有骨伤科的相关记载
前8世纪—前5世纪	春秋时期战乱，造成"日敝于兵，暴骨如莽"（《左传·哀年》），并积累了救治战伤的经验。《黄帝岐伯按摩十卷》是我国第一部按摩专著（现已遗失） 扁鹊约出生于前5世纪，《史记》中载其为虢太子和赵简子诊病等著名的医疗事例
前475—前221（战国时期）	长沙马王堆西汉古墓出土了简帛医书《足臂十一脉灸经》《阴阳十一脉灸经》，是现有最早记载经脉学的文献。《五十二病方》载有"诸伤""伤痉""胅伤""伤者痈"等病名描写及治伤方药 《导引图》共画有男、女不同姿势44式。另外，《足臂十一脉灸经》记有"折骨绝筋"，《阴阳脉死候》记有"折骨裂肤"，分别标志着对闭合性骨折和开放性骨折的认识，对骨折部位也已有"折股""折肱"等记载
前221—25（秦至东汉初期）	《黄帝内经》《难经》著成，为现存较早的医学著作。《神农本草经》是现存最早的药学著作 秦汉时期有目的地进行解剖已屡见不鲜，《汉书·王莽传》记载了王莽令太医进行解剖的活动
东汉早期	《治百病方》对金疮外科的治疗经验进行总结，载专治金疮外科方十余首
前216—前103（秦始皇三十年至汉武帝太初三年）	名医淳于意始用"诊籍"，为现存最早的病案（见《史记·扁鹊仓公列传》） 《居延汉简》所载"折伤部"可视为最早的骨伤科病历记录
112—208（汉永初六年至建安十二年）	华佗发明"麻沸散"和施行骨、外科手术疗法，又提倡体育疗法——五禽戏
196—204（汉建安十二年）	张机著《伤寒杂病论》，确立了"辨证论治"的治疗原则。标志中医体系诞生的四大经典，包括《黄帝内经》《难经》《神农本草经》《伤寒杂病论》，不仅奠定了中医学术体系的基础，同时也确立了骨伤科的基础理论
265—341（晋泰始元年至晋咸康七年）	葛洪著《肘后备急方》，在骨伤科方面，该书论述了开放创口感染的毒气说，描述了骨折和关节脱位，施行手法整复，推荐小夹板外固定
386—581（南北朝）	北朝设太医署，其内有专治创伤骨折的"折伤医"。陈延之著《小品方》，其对骨痈疽的诊治内容较丰富
5世纪末（南北朝）	龚庆宣著《刘涓子鬼遗方》，该书是我国第一部外科学专著，详细论述了痈疽、金疮方面内容
610（隋大业六年）	巢元方著《诸病源候论》，该书是我国第一部病源证候学专著，其中包括骨伤科内容
640（唐贞观十四年）	孙思邈著《备急千金要方》，晚年又著《千金翼方》，书中载有骨伤科方面的内容

NOTE

年代	事件
739（唐开元二十七年）	陈藏器著《本草拾遗》，同时期张文仲著《救急方》，两书中均载有铜类药接骨
752（唐天宝十一年）	王焘著《外台秘要》，该书是一部综合性医籍，其中有较丰富的骨伤科内容
762（唐宝应元年）	王冰将《黄帝内经素问》重新编次后加以注释
770—842（唐宝应九年至唐会昌二年）	刘禹锡著《传信方》，书中述及骨伤病的治疗经验，并应用热熨方法治伤止痛
841—846（唐会昌元年至六年）	蔺道人著《仙授理伤续断秘方》，该书是我国现存最早的一部很有科学价值的骨伤科专书，首次描写了肩关节脱位和髋关节脱位，首次描写了髋关节脱位有前后两类，首先总结了手摸心会的检查法
982—992（宋太平兴国七年至宋淳化三年）	王怀隐等编著《太平圣惠方》，该书是一部具有理法方药内容丰富的方书，其中"折伤""金疮"属骨伤科范畴
1041—1048（宋庆历年间）	杜杞等绘制《欧希范五脏图》，该书描绘了内脏形态及解剖关系
1102—1106（宋崇宁元年至五年）	杨介通过尸体解剖编绘《存真图》
1107（宋大观元年）	宋政府出版《太平惠民和剂局方》，该书是世界上最早的国家药局方之一
1111—1117（宋政和元年至七年）	宋医官合编的《圣济总录》，对宋以前的方剂概括无遗，其中"折伤门"介绍了一些外固定法，强调了骨折脱位复位的重要性
1120—1200（宋宣和二年至南宋）	刘完素著有《素问玄机原病式》《伤寒直格》《宣明论方》等，提倡"火热论"，其学术思想在筋病的理论与治疗诸方面均提出了新的原则
1170（南宋乾道六年）	东轩居士著《卫济宝书》，该书对癌的诊治经验影响较大
1174（南宋淳熙元年）	陈言著《三因极一病证方论》，该书重点论三因致病学说；在骨伤科方面，提倡攻下逐瘀治伤
1180—1251（南宋淳熙七年至淳祐十一年）	李杲著《脾胃论》《内外伤辨惑论》《兰室秘藏》等，其善于温补脾胃；治伤方面，在其《医学发明》中提出"恶血必归肝"的理论，创复元活血汤
1195—1200（南宋庆元元年至六年）	李迅著《集验背疽方》
1217—1221（南宋嘉定十年至十四年）	张从正者《儒门事亲》，该书的学术思想力主汗、吐、下三法攻邪治病，其对骨伤科的内伤、筋病等治疗产生了一定影响
1247（南宋淳祐七年）	宋慈著《洗冤集录》，该书是我国最早系统的法医学专著，其中人体解剖与骨伤科关系最为密切
1263（南宋景定四年）	陈自明著《外科精要》，该书强调内外合参的辨证施治原则，为外科内外用药奠定了理论基础
1292（元世祖至元二十九年）	元政府在北京太医院成立以回回医生为主的"回回药物院"，并编著了《回回药方》，书中总结了对骨折、脱位的治疗经验。《回回药方》是我国目前仅存的一部古代回医药典籍
1331（元至顺二年）	李仲南著《永类钤方》，该书对腰椎骨折创过伸法复位
1335（元顺帝至元元年）	齐德之著《外科精义》，该书总结了宋以前的外科精华
1345（元至正五年）	危亦林著《世医得效方》，该书以骨伤科为主要成就，对脊柱骨折首次应用悬吊复位法治疗并获得成功
1347（元培至正七年）	朱震亨（朱丹溪）著《格致余论》《局方发挥》等，其滋阴降火学说对骨伤科的治疗有着实际意义
1378（明洪武十一年）	杨清叟著《外科集验方》，该书中介绍应用了止血带创口止血的方法
1406（明永乐四年）	朱橚著《普济方》，该书是我国历史上最大的一部方书，在"折伤门"中所述及的骨伤科内容较为丰富

续表

年代	事件
1470（明成化六年）	方贤续著《奇效良方》，其中有解剖学方面的论述
1523（明嘉靖二年）	异远真人著《跌损妙方》，为现存的少林学派著作
1529（明嘉靖八年）	薛己著《正体类要》，该书是一部对后世较有影响的骨伤科专著，主张平补疗法
1531（明嘉靖十年）	汪机著《外科理例》
1571（明隆庆五年）	接骨、金镞科改名为正骨科（正体科）、外科
1575（明万历三十三年）	李梴著《医学入门》，提出"折伤专从血论"
1578（明万历六年）	李时珍著《本草纲目》，这是一部药物学巨著，对我国16世纪以前的药物做了一次最为全面的总结
1604（明万历三十二年）	龚云林著《小儿推拿秘旨》，申斗垣著《外科启玄》
1605（明万历三十三年）	周于蕃著《小儿推拿秘诀》，将推拿按摩手法分为按、摩、掐、揉、推、运、搓、摇等八法
1608（明万历三十六年）	《疡医准绳·损伤门》记载了人体解剖学知识，列举了人体骨骼数目和形状，介绍了各种骨折和脱臼的整复方法，是继《普济方》之后，作者集历代骨伤科学家的医疗经验而进行的高度概括总结
1617（明万历四十五年）	陈实功著《外科正宗》，书中记载了截肢、气管缝合、咽喉和食道内误入铁针的取出方法
1628（明崇祯元年）	陈文治著《疡科选粹》，强调治伤以补气养血为主
1665（清康熙四年）	祁坤著《外科大成》
1676（清康熙十五年）	熊应雄《小儿推拿广意》见刊
1740（清乾隆五年）	王维德著《外科证治全生集》，创"阳和汤""犀黄丸"
1742（清乾隆七年）	吴谦等著《医宗金鉴》，该书是我国综合性医书中最为完备实用的一部医学巨著，把摸、接、端、提、按、摩、推、拿列为伤科八法，其中《医宗金鉴·正骨心法要旨》系统地总结了清以前有关骨伤科的诊治经验
1770（清乾隆三十五年）	刑律馆颁行《检骨图格》
1793（清乾隆五十八年）	钱懷村著《小儿推拿直录》
1796—1820（嘉庆年间）	正骨科划出太医院，归"蒙古医生长兼充"而减为七科
1807（清嘉庆十二年）	日本人二宫献彦可著《中国接骨图说》
1808（清嘉庆十三年）	钱秀昌著《伤科补要》，是一部科学性较强价值较高的骨伤科专著
1815（清嘉庆二十年）	胡廷光著《伤科汇纂》，该书既有基础亦有临床，是一本价值很高的伤科专著
1822（清道光二年）	废止针灸科
1830（清道光二十年）	江考卿著《江氏伤科方书》，该书总结了少林寺派治伤经验
1847（清道光二十七年）	出版了我国历史上重要的一套法医学丛书《续增洗冤录辨证参考》，全书十篇，有关检骨验伤和伤死鉴别、救治的论述，不仅是法医学的重要文献，也是解剖学的重要文献
1852（清咸丰二年）	赵廷海著《救伤秘旨》，该书是一部实践性较强的骨伤科专著，是少林寺学派治伤经验的高度概括总结
1875（清光绪元年）	赵濂著《伤科大成》，该书对察目验伤诊断法又有新发展，固定器具及用药方面较前人有所创新

NOTE

续表

年代	事件
1884（清光绪十年）	唐宗海著《中西汇通医书五种》，其主要学术观点认为中西医原理相通
1889（清光绪十五年）	张振鋆著《厘正按摩要术》
1909—1924 （清宣统元年至民国十三年）	张锡纯著《医学衷中参西录》，认为中医之理多包括西医之理，主张中西药物并用
1929（民国二十年）	国民党政府召开第一次中央卫生委员会议，通过了余岩等人提出"废止旧医"提案，对中医中药及骨伤科的发展起了很大的破坏作用
1931（民国二十二年）	中央国医馆成立，为中医药事业在中华人民共和国成立后蓬勃发展保留了火种
至中华人民共和国成立前 （—1949）	我国各地私人骨伤科诊所建立，出现了很多骨伤科专家
1949 年 10 月 1 日	中华人民共和国成立

主要参考文献

1. 胡兴山．中医骨伤科发展史［M］.2 版．北京：中国中医药出版社，1998.

2. 韦以宗．中国骨科技术史［M］.2 版．北京：科学技术文献出版社，2009.

3. 张伯礼．中医药高等教育发展战略研究［M］．北京：中国中医药出版社，2013.

4. 方先之，尚天裕．中西医结合治疗骨折［M］．北京：人民卫生出版社，1966.

5. 尚天裕．尚天裕医学文集 1958—1991［M］．北京：科学技术文献出版社，1991.

6. 王振国，张大庆．《中外医学史》［M］.3 版．北京：中国中医药出版社，2016.

7. 奇玲，罗达尚．中国少数民族传统医药大系［M］．赤峰：内蒙古科学技术出版社，2000.

8. 丁继华．现代中医骨伤科流派菁华［M］．北京：中国医药科技出版社，1990.

9. 中国中医药年鉴（行政卷）编委会．中国中医药年鉴·行政卷.2019 卷［M］．北京：中国中医药出版社，2019.

10. 黎立．当代中医骨伤科流派研究［D］．山东中医药大学，2009.

11. 胡晓峰，李爱军．中国中医科学院大事记［J］．中华医史杂志，2015，45（6）：361－380.

12. 王和鸣．国家级规划教材《中医骨伤科学》的传承与发展［J］．中国中医骨伤科杂志，2007（9）：73－74.

13. 王振瑞．毛泽东关于西医学习中医重要批示的背景与影响［J］．中华医史杂志，2009（2）：112－116，129.